Hela-Felicitas Petereit
Eckhart Sindern
Manfred Wick (Hrsg.)

Leitlinien der Liquordiagnostik und Methodenkatalog der Deutschen Gesellschaft für Liquordiagnostik und Klinische Neurochemie

Hela-Felicitas Petereit
Eckhart Sindern
Manfred Wick (Hrsg.)

Leitlinien der Liquordiagnostik und Methodenkatalog der Deutschen Gesellschaft für Liquordiagnostik und Klinische Neurochemie

Unter Mitwirkung von
M. Adelmann, S. Bamborschke, D. Becker, F. Blaes, A. Gerritzen,
D. Hobusch, R. Kaiser, T.O. Kleine, H.W. Kölmel, H.-J. Kühn, R. Lehmitz,
E. Linke, R. Ludewig, H. Meyer-Rienecker, E. Mix, P. Oschmann,
M. Otto, H.-F. Petereit, A. Regeniter, P. Rieckmann, A. Rolfs, S. Scharein,
E. Sindern, H. Tumani, M. Uhr, R. Voltz, T. Weber, M. Wick, B. Wildemann,
U. Wurster, K. Zimmermann

Mit 27 Tabellen

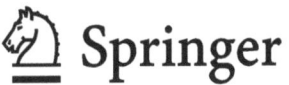

Priv.-Doz. Dr. Hela-Felicitas Petereit
Neurologische Klinik Heilig-Geist-Krankenhaus
Grasegger Straße 105
50737 Köln

Prof. Dr. Eckhart Sindern
Neurologische Klinik „Friederikenstift"
Humboldtstraße 5
30169 Hannover

Dr. Manfred Wick
Universitätsklinikum Großhadern
Institut für Klinische Chemie
Marchioninistraße 15
81377 München

ISBN 978-3-540-39017-6   Springer Medizin Verlag Heidelberg

Bibliografische Information der Deutschen Bibliothek
Die Deutsche Bibliothek verzeichnet diese Publikation in der Deutschen Nationalbibliografie; detaillierte bibliografische Daten sind im Internet über http://dnb.ddb.de abrufbar.

Dieses Werk ist urheberrechtlich geschützt. Die dadurch begründeten Rechte, insbesondere die der Übersetzung, des Nachdrucks, des Vortrags, der Entnahme von Abbildungen und Tabellen, der Funksendung, der Mikroverfilmung oder der Vervielfältigung auf anderen Wegen und der Speicherung in Datenverarbeitungsanlagen bleiben, auch bei nur auszugsweiser Verwertung, vorbehalten. Eine Vervielfältigung dieses Werkes oder von Teilen dieses Werkes ist auch im Einzelfall nur in den Grenzen der gesetzlichen Bestimmungen des Urheberrechtsgesetzes der Bundesrepublik Deutschland vom 9. September 1965 in der jeweils geltenden Fassung zulässig. Sie ist grundsätzlich vergütungspflichtig. Zuwiderhandlungen unterliegen den Strafbestimmungen des Urheberrechtsgesetzes.

Springer Medizin Verlag
Ein Unternehmen von Springer Science+Business Media
springer.de
© Springer Medizin Verlag Heidelberg 2007

Die Wiedergabe von Gebrauchsnamen, Handelsnamen, Warenbezeichnungen usw. in diesem Werk berechtigt auch ohne besondere Kennzeichnung nicht zu der Annahme, dass solche Namen im Sinne der Warenzeichen und Markenschutz-Gesetzgebung als frei zu betrachten wären und daher von jedermann benutzt werden dürften.

Produkthaftung: Für Angaben über Dosierungsanweisungen und Applikationsformen kann vom Verlag keine Gewähr übernommen werden. Derartige Angaben müssen vom jeweiligen Anwender im Einzelfall anhand anderer Literaturstellen auf ihre Richtigkeit überprüft werden.

Umschlaggestaltung: deblik, Berlin
Satz: Hilger VerlagsService, Heidelberg
Druck: Stürtz AG, Würzburg

Gedruckt auf säurefreiem Papier   SPIN 11845157   18/5135/BK – 5 4 3 2 1 0

Geleitwort

Die Methodik einer sorgfältigen Liquordiagnostik hat in der deutschen Neurologie eine lange Tradition. Sie bezog sich über einen langen Zeitraum vor allem auf neuroinfektiologische, neuroimmunologische und auch neuroonkologische Krankheitsbilder. Wir können uns in Deutschland glücklich schätzen, dass dieser Standard erreicht wurde und weiter ausgebaut werden wird. Grundlage dafür sind Qualitätsmerkmale und Leitlinien für die Liquordiagnostik, die zeigen, dass Liquordiagnostik auf hohem Niveau in Deutschland selbstverständlich ist. Sie ermöglichen nicht zuletzt den Nachwuchswissenschaftlern in ein Feld einzusteigen, das sichere und allgemein akzeptierte methodische Grundlagen hat. Diese methodischen Grundlagen garantieren, dass die Dynamik eines Feldes in die Zukunft reicht. Auf diesem Boden kann dann die infektiologische und immunologische Diagnostik weiterentwickelt und es können neue Felder erschlossen werden; ich denke vor allem daran, biologische Marker zu entwickeln, die sowohl im Vorfeld (präklinisch) als auch klinisch bei den häufigsten neurologischen Erkrankungen Anwendung finden können. Dazu gehören vor allem degenerative Hirnerkrankungen wie die Demenzen und der Morbus Parkinson.

Wenngleich ich es für praktikabler halte, sowohl präklinische als auch Aktivitätsmarker dieser Erkrankungen im Serum zu erhalten, so wird doch eine standardisierte und qualitätskontrollierte Liquordiagnostik ein Goldstandard für die Validität dieser Methoden bleiben. Die Liquordiagnostik in Deutschland hat mit diesen Leitlinien einen Standard geschaffen, der eine erfolgreiche und dynamische Zukunft garantiert.

Prof. Dr. Albert C. Ludolph
Direktor der Abteilung Neurologie der Universität Ulm

Verzeichnis der Autoren

Dr. med. Michael Adelmann
Neurologische Klinik
Klinikum Weilmünster
Weilstraße 10
35789 Weilmünster

Prof. Dr. med. Stephan Bamborschke
Brandenburg Klinik
Brandenburgallee 1
16321 Bernau-Waldsiedlung

Dr. med. Detlef Becker
Institut für Labordiagnostik
Klinikum Buch
Hobrechtsfelder Chaussee 100
13122 Berlin

Dr. med. Franz Blaes
Universitätsklinikum Gießen
und Marburg GmbH
Sitz Gießen
Rudolf-Buchheim-Straße 8
35385 Gießen

Dr. Andreas Gerritzen
Medizinisches Labor Bremen
Haferwende 12
28357 Bremen

Dr. med. Dirk Hobusch
Kinder- und Jugendklinik der Universität
Rembrandtstraße 16–17
18055 Rostock

Prof. Dr. med. Reinhard Kaiser
Klinikum Pforzheim GmbH
Kanzlerstraße 2–6
75175 Pforzheim

Prof. Dr. Tilman Otto Kleine
Institut für Klinische Chemie
und Labordiagnostik der Universität
Baldinger Straße
35033 Marburg

Prof. Dr. Hans Wolfgang Kölmel
HELIOS Klinikum Erfurt GmbH
Klinik für Neurologie
Nordhäuser Straße 74
99089 Erfurt

Dr. rer. nat. Hans-Jürgen Kühn
Universitätsklinikum Leipzig AöR
Institut für Laboratoriumsmedizin
Klinische Chemie und Molekulare Diagnostik
Paul-List-Straße 13
04103 Leipzig

Dr. rer. nat. Reinhard Lehmitz
Klinik für Neurologie der Universität
Zentrallabor für Liquordiagnostik
Gehlsheimer Straße 20
18147 Rostock

Dr. rer. nat. Erich Linke
synlab Liquorzentrum
Asklepios Fachklinikum Stadtroda
Bahnhofstraße 1a
07646 Stadtroda

Frau Dr. Ruth Ludewig
Smaragdweg 10
06120 Halle/Saale

Prof. Dr. Hans Meyer-Rienecker
Emer. Direktor Abteilung Neurologie
Universitätsnervenklinik
Gehlsheimer Straße 20
18055 Rostock

Prof. Dr. Eilhard Mix
Klinik für Neurologie und Poliklinik der Universität
Gehlsheimer Straße 20
18147 Rostock

Prof. Dr. med. Patrick Oschmann
Universitätsklinikum Gießen und Marburg GmbH
Sitz Gießen
Rudolf-Buchheim-Straße 8
35385 Gießen

Prof. Dr. med. Markus Otto
Poliklinik für Neurologie
Universitätsklinikum Ulm
Steinhövelstraße 1
89075 Ulm

Dr. med. Hela-Felicitas Petereit
Neurologische Klinik
Heilig-Geist-Krankenhaus
Grasegger Straße 105
50737 Köln

Dr. Axel Regeniter
Kantonsspital Basel, University Hospital
Dept. Zentrallaboratorium
Protein und Liquoranalytik
Petersgraben 4
CH – 4031 Basel, Switzerland

Prof. Dr. med. Peter Rieckmann
Neurologische Klinik
Bayerische Julius-Maximilians-Universität
Josef-Schneider-Straße 11
97080 Würzburg

Prof. Dr. Arndt Rolfs
Klinik und Poliklinik für Neurologie
Gehlsheimer Straße 20
18147 Rostock

Dr. med. Sigrid Scharein
Klinik für Neurologie, KKH Prignitz
Dobberziner Straße 112
19348 Perleberg

Prof. Dr. Eckhart Sindern
Neurologische Klinik „Friederikenstift"
Humboldtstraße 5
30169 Hannover

Prof. Dr. med. Hayrettin Tumani
Neurologische Klinik
RKU der Universitätsklinik Ulm
Oberer Eselsberg 45
89081 Ulm

Dr. Dr. Manfred Uhr
Max-Planck-Institut für Psychiatrie
Kraepelinstraße 10
80804 München

Prof. Dr. Raymond Voltz
Klinik für Palliativmedizin
Universität zu Köln
Kerpenerstraße 62
50924 Köln

Prof. Dr. med. Thomas Weber
Klinik für Neurologie
Marienkrankenhaus
Alfredstraße 9
22087 Hamburg

Dr. med. Manfred Wick
Universitätsklinikum Großhadern
Institut für Klinische Chemie
Marchioninistraße 15
81377 München

Prof. Dr. Brigitte Wildemann
Sektion Molekulare Neuroimmunologie
Neurologische Klinik
Universität Heidelberg
Im Neuenheimer Feld 400
69120 Heidelberg

Dr. rer. nat. Ulrich Wurster
Medizinische Hochschule/Klinik für Neurologie
Liquorlabor
Carl-Neuberg-Straße 1
30625 Hannover

Dr. rer. nat. Klaus Zimmermann
Gemeinschaftspraxis für Laboratoriumsmedizin
Wurzener Straße 5
01127 Dresden

Inhalt

Teil I:

Leitlinie Liquordiagnostik

Empfehlungen zur diagnoseorientierten Auswahl von Untersuchungsmethoden
in der Liquordiagnostik als Vorlage für eine Leitlinie Liquordiagnostik 3
    Creutzfeldt-Jakob-Erkrankung 4
    Demenz vom Alzheimer-Typ 7
    Enzephalitis 9
    Fazialisparese, periphere 10
    Guillain-Barré-Syndrom 11
    Meningeosis neoplastica 12
    Meningitis 13
    Multiple Sklerose 16
    Myelitis 17
    Neuro-AIDS und opportunistische Infektionen des Nervensystems 18
    Neuroborreliose 19
    Neurolues 20
    Neuropsychiatrischer Lupus erythematosus 22
    Neurosarkoidose 23
    Neurotuberkulose 24
    Radikulitis 26
    Subarachnoidalblutung 27
    Ventrikulitis 28
    Anhang 30

Teil II:

Ausgewählte Methoden der Liquordiagnostik und Klinischen Neurochemie

Vorbemerkung zur Gliederung 33

Standardabnahmebedingungen/Präanalytik von Liquor und Serum 35

Notfall- und Grundprogramm der Liquordiagnostik 37
    Visuelle Beurteilung der Liquorprobe 37
    Zellzahl im Liquor 38
    Zelldifferenzierung 38
    Erregerschnellnachweis 39
    Gesamtprotein im Liquor cerebrospinalis 39
    L-Laktat 40
    Albumin und Immunglobulin G in Liquor und Serum 40
    IgA und IgM in Liquor und Serum 41
    Oligoklonales IgG 42

Spezialuntersuchungen mit gesicherter bzw. ergänzender diagnostischer Bedeutung .. 45
    Zell- und Erregerdiagnostik 45
    Proteindiagnostik 49
    Autoantikörperdiagnostik 55
    Stoffwechsel und Enzyme 59
    Antikörper-sezernierende Zellen (ASZ) und Zytokin-sezernierende Zellen (ZSZ) im Liquor 63

**Methoden im Forschungs- und Erprobungsstadium, mit umstrittener Relevanz
oder nichtstandardisierter Methodik** 63
    Freie und Immunglobulin (Ig) gebundene oligoklonale Leichtketten 64
    Zirkulierendes interzelluläres Adhäsionsmolekül-1 (cICAM-1) 64
    Phosphohexoseisomerase (PHI) 64
    Beta-2-Mikroglobulin (Liquor) 65
    Beta-Trace-Protein (Prostaglandin-D-Synthase) 65
    Angiotensin-Converting-Enzyme (ACE) im Liquor 65

Literaturverzeichnis 67
    Übersichtsartikel, Bücher und Buchbeiträge 67
    Zitierte Literatur 68

Teil I:

Leitlinie Liquordiagnostik

Empfehlungen zur diagnoseorientierten Auswahl von Untersuchungsmethoden in der Liquordiagnostik als Vorlage für eine Leitlinie Liquordiagnostik

Die Liquordiagnostik ist ein zentraler Bestandteil der neurologischen Diagnostik. Insbesondere neuroinfektiologische, neuroimmunologische, neurodegenerative und einige neuroonkologische Krankheitsbilder lassen sich –zum Teil ausschließlich – mit Hilfe verschiedener Untersuchungsverfahren im Liquor diagnostizieren. Unter dem zunehmenden Kostendruck im Gesundheitswesen geraten gerade hochspezialisierte Diagnoseverfahren wie die Liquordiagnostik in den Brennpunkt des Interesses, obwohl sie aufgrund ihrer geringen Fallzahl nur einen kleinen Anteil an den Gesundheitskosten haben. Die nachfolgende Übersicht soll einen aktuellen Überblick über die diagnostisch relevante Liquordiagnostik der häufigsten entzündlichen Erkrankungen in der Neurologie geben und dabei speziell jene Untersuchungen identifizieren, die für eine qualifizierte neurologische und psychiatrische Diagnostik unerlässlich sind. Die Betrachtung geht dabei in Anlehnung an den klinischen Alltag von der klinischen Verdachtsdiagnose aus.

In einem ergänzenden zweiten Teil wird auf die jeweiligen Methoden der Liquoranalytik eingegangen, um dem Kliniker wichtige Anhaltspunkte über die zu erwartende Aussage der Methode sowie nötige Voraussetzungen zur Erzielung eines optimalen Analyseergebnisses zu liefern. Dabei wird auf eine Besprechung der einzelnen Untersuchungsmethoden verzichtet, da diese bereits im Rahmen des Methodenkatalogs der Deutschen Gesellschaft für Liquordiagnostik und Klinische Neurochemie (DGLN) veröffentlicht wurden und unter *www.dgln.de* frei abrufbar sind.

Verschiedene Besonderheiten der Liquordiagnostik sind zu berücksichtigen: Zum einen ist Liquor weniger leicht zugänglich als andere Körperflüssigkeiten, so dass sich die Untersuchung nicht beliebig wiederholen lässt. Daher ist es wichtig, ausreichende Mengen an Liquor zu entnehmen (im Regelfall mindestens 3 ml, bei umfangreicher Differentialdiagnostik bis zu 15 ml) und alle differentialdiagnostisch relevanten Untersuchungen vorzunehmen. Außerdem ist zu bedenken, dass einige Verdachtsdiagnosen erst im Krankheitsverlauf in die Überlegungen mit einbezogen werden, unter Umständen also zu einem Zeitpunkt, zu dem die Liquorpunktion bereits durchgeführt wurde. Daher halten es die Autoren für unabdingbar, ein Basisprogramm an Untersuchungen in jedem Falle durchzuführen, um unnötige Doppelpunktionen zu vermeiden. Dazu gehören neben der Inspektion des Liquors die Zellzahl, die Zytologie, der Glukosequotient und/oder Laktat im Liquor sowie die Albumin- und Immunglobulinquotienten nebst Auswertung im Quotientendiagramm sowie bei Verdacht auf eine entzündliche ZNS-Erkrankung auch die oligoklonalen Banden. Die verschiedenen Methoden der Erregerdiagnostik, immunzytochemische Untersuchen sowie die Bestimmung spezieller Proteine bleibt gezielten klinischen Fragestellungen vorbehalten.

Erst eingehende Kenntnisse sowohl der klinisch-neurologischen und -psychiatrischen Krankheitsbilder als auch der Liquordiagnostik ermöglichen eine optimale Ausbeute an diagnostischen Aussagen aus einer Liquoruntersuchung. Der Liquor muss sachgerecht gelagert bzw. transportiert werden. Hier seien einige Beispiele für die sachgerechte Präanalytik aufgeführt und erneut auf den Methodenkatalog der DGLN verwiesen. Die Zellzählung, Zytologie und der mikroskopische Erregernachweis müssen in frisch entnommenem Liquor erfolgen. Um die Adhäsion von Eiweißen an der Gefäßwand zu vermeiden, sind Polypropylengefäße am besten geeignet. Für zytologische Diagnostik ist unzentrifugierter, für den Antikörperindex zentrifugierter Liquor zu verwenden. Ferner ist z. B. zur Bestimmung des Immunglobulin- und Albuminquotienten ebenso wie für die oligoklonalen Banden und den Antikörperindex die zeitgleiche, parallele Serumuntersuchung erforderlich.

Die Methodik der Leitlinien, die diagnostische Parameter untersuchen, unterscheidet sich zwangsläufig von denjenigen, die therapeutische Interventionen zum Thema haben, nicht zuletzt in Ermangelung entsprechender klinischer Studien. Eine Leitlinie für die Erstellung von diagnostischen Leitlinien seitens der Arbeitsgemeinschaft Wissenschaftlicher und Medizinischer Fachgesellschaften liegt zurzeit nicht vor. Aus diesem Grund erfolgt die Bewertung von Liquorparametern überwiegend auf der Basis von Expertenmeinungen.

Diese Übersicht beschränkt sich auf klinisch relevante Fragestellungen; auf wissenschaftliche Aspekte wurde bewusst verzichtet. Lediglich neue Methoden, die kurz vor der Einführung in die klinische Praxis stehen, wurden im Einzelfall berücksichtigt.

Auf den Zeitpunkt der Liquordiagnostik wurde aus didaktischen Gründen nicht eingegangen. Hier sei auf die einschlägige Literatur verwiesen. Es wird jedoch darauf hingewiesen, dass bei akuten Krankheitsbildern, wie z. B. der bakteriellen Meningitis, der Liquorbefund einen Wandel durchläuft. Die Kenntnis der Krankheitsdauer im Verhältnis zum Zeitpunkt der Liquorentnahme ist daher unbedingt zu berücksichtigen.

Die Wertigkeit der jeweiligen Untersuchung für die klinische Fragestellung wird aufgrund der o. g. Kriterien als obligat (●) oder informativ (○) bewertet. Dabei werden solche Untersuchungen, die die Verdachtsdiagnose beweisen, als Diagnose sichernd bezeichnet und von Untersuchungen unterschieden, die für die Therapieentscheidung relevant oder nur von differentialdiagnostischem Interesse sind. Die Bewertung wird der Übersicht halber in tabellarischer Form dargestellt und zusätzlich im Text erläutert. Dabei ist zu bedenken, dass eine bestimmte Untersuchung zwar die Diagnose sichern kann, dies aber nicht in jedem Einzelfall tut. Beispielsweise ist die granulozytäre Pleozytose von mehr als 10.000 Zellen/µl beweisend für eine Meningitis. Im Falle der seltenen, apurulenten bakteriellen Meningitis fehlt sie jedoch. Oft ist lediglich die Kombination von Befunden diagnostisch verwertbar. Zum Beispiel ist keiner der folgenden Einzelbefunde für sich allein, wohl aber das Zusammentreffen von gemischtzelliger Pleozytose, massiver Störung der Blut-Liquor-Schranke, Erniedrigung des Glukosequotienten und Laktaterhöhung hochgradig verdächtig für eine Neurotuberkulose. Insbesondere ist zu bedenken, dass das Fehlen eines bestimmten Befundes selten die Diagnose ausschließt. Am Ende der Beiträge findet sich ein kurzes Glossar mit häufig verwendeten Abkürzungen sowie eine Tabelle mit den häufigsten Normalwerten in der Liquordiagnostik.

Es soll eine Liste einer zunächst begrenzten Anzahl von Krankheitsbildern erstellt werden, für die besonders häufig die Liquordiagnostik herangezogen wird.
- Creutzfeldt-Jakob-Erkrankung
- Demenz
- Enzephalitis
- Fazialisparese, periphere
- Guillain-Barré-Syndrom
- Meningiosis neoplastica
- Meningitis
- Multiple Sklerose
- Myelitis
- Neuro-AIDS und opportunistische Infektionen
- Neuroborreliose
- Neurolues
- Neuropsychiatrischer Lupus erythematosus
- Neurotuberkulose
- Neurosarkoidose
- Radikulitis
- Subarachnoidalblutung (SAB)
- Ventrikulitis

Creutzfeldt-Jakob-Erkrankung

Die Creutzfeldt-Jakob-Krankheit (englisch: CJD) ist eine seltene, übertragbare, neurodegenerative Erkrankung. Man unterscheidet neben der sporadischen, familiären und iatrogenen Form die so genannte neue Variante (vCJD), die erstmals 1996 in Großbritannien auftrat (Will et al. 1996). Die Inzidenz der CJD beträgt etwa ein Fall auf 1 Mio. Einwohner pro Jahr. Die durchschnittliche Überlebenszeit der Patienten liegt von der Entwicklung der ersten Symptome bis zum

Tabelle 1. Diagnosekriterien für die Creutzfeldt-Jakob-Erkrankung

Sicher:	– neuropathologisch bestätigt und/oder – immunzytochemisch bestätigt und/oder – Prionprotein positiv (Westernblots) und/oder – Scrapie-assoziierte Fibrillen/"prion rods" positiv

Wahrscheinlich:	– progressive Demenz und
	– typische EEG-Veränderungen (periodische Sharp-wave-Komplexe) oder
	– 14–3–3-SDS-PAGE/Immunoblot positiv und
	– mindestens 2 der folgenden 4 klinischen Erscheinungen:
	  – Myoklonus
	  – Sehstörungen oder zerebelläre Symptome
	  – pyramidale/extrapyramidale Störungen
	  – akinetischer Mutismus

Möglich:	– progressive Demenz von weniger als 2 Jahren und – 2 von den oben genannten 4 klinischen Erscheinungen, jedoch – fehlendes oder untypisches EEG
Andere:	– oben genannte Kriterien sind nicht vollständig erfüllt

Tod bei etwa 6 Monaten, kann aber bei genetischen Fällen deutlich länger sein. Zur Vereinfachung hat Masters 1979 den zurzeit verwendeten, leicht modifizierten Kriterienkatalog für sporadische CJD aufgestellt. Hier wird wie bei den anderen Demenzen zwischen neuropathologisch „gesicherter", klinisch „wahrscheinlicher" und klinisch „möglicher" CJD entschieden (WHO 1998; Tabelle 1).

Zur Diagnose beitragen kann weiterhin deutlich erhöhtes Tau-Protein. Hier liegen die Werte im Liquor umeist über 1300 pg/ml. Ein positiver 14–3–3-Protein-Immunoplot aus Liquor und ein deutlich erhöhtes S-100B-Protein, das sowohl im Serum als auch im Liquor gemessen werden kann, unterstützt die Diagnose (Otto et al. 2002). Der 14–3–3-Immunoblot wird üblicherweise ab Tau-Proteinwerten über

Tabelle 2. Übersicht über diagnostische Wertigkeit verschiedener neurochemischer Marker

Marker	Methode	n (gesicherte sporadische/wahrscheinliche CJD)	Sensitivität [%]	Spezifität [%]	Positiver prädiktiver Wert [%]
14–3–3 (Liquor)					
Hsich et al. (1996)	WB	257 (34/37)	96	88	75
Zerr et al. (1998)	WB	289 (65/69)	95	93	95
Otto et al. (2002)	WB	330 (109/55)	90	88	90
Beaudry et al. (1999)	WB	129 (42/27)	88	100	100
Green et al. (2001)	WB	79ª (36/9)	49 für vCJD	88	86
Kenney et al. (2000)	ELISA	147 (41/22)	93	98	88
Peoc'h et al. (2001)	ELISA	77 (40/0)	95	92	89

Tabelle 2. *Fortsetzung*

Marker	Methode	n (gesicherte sporadische/ wahrscheinliche CJD)	Sensitivität [%]	Spezifität [%]	Positiver prädiktiver Wert [%]
NSE (Liquor)					
Zerr et al. (1995)	ELISA	116 (58 zusammen)	79	99	79
Beaudry et al. (1999)	ELISA	129 (42/27)	81	92	93
Green et al. (2001)	ELISA	79[a] (36/9)	52	8	81
NSE (Serum)					
Zerr et al. (1995)	ELISA	116	Kein signifikanter Unterschied		
S-100 (Liquor)					
Otto et al. (1997a)	ELISA	135 (46/30)	84	91	96
Beaudry et al. (1999)	ELISA	129 (42/27)	95	85	90
Green et al. (2001)	ELISA	79[a] (36/9)	78 für vCJD	76	78
S-100 (Serum)					
Otto et al. (1998d)	LIA[b]	224 (65/43)	78	81	86
Tau-Protein					
Otto et al. (2002)	ELISA	330 (109/55)	94	90	92
Kapaki et al. (2001)	ELISA	99 (12/2)	93	100	100
Green et al. (2001)	ELISA	79[a] (36/9)	80	94	93
PrP-Aggregate					
Bieschke et al. (2000)	FCS[c]	34 (11/13)	20	100	100

n = Anzahl aller untersuchter Patienten. [a]Diagnostische Wertigkeit nur für vCJD untersucht; [b]Luminiszenz-Immuno-Assay, [c]Fluoreszenz-Korrelations-Spektroskopie

1000–1300 pg/ml positiv. Bislang ist allerdings nur der 14-3-3-Immunoblot in die diagnostischen Kriterien mit eingegangen. Als Screening-Verfahren sind diese Messungen nicht geeignet. Sind die klinischen Kriterien nicht vollständig erfüllt, sinkt die diagnostische Sensitivität und Spezifität deutlich. In einigen Subtypen der CJD kann es sein, dass der 14-3-3-Befund negativ ist, allerdings der S-100B-Wert erhöht oder der Tau-Protein-Wert gerade über dem Grenzwert liegt (Otto et al. 2002, 2003). Ein erniedrigtes Abeta-1–42 schließt die Diagnose einer CJD nicht aus.

Patienten mit vCJD weisen deutliche Unterschiede zu der bisher bekannten sporadischen Form der CJD auf. Zumeist sind die Patienten jünger, obwohl in letzter Zeit auch Patienten über 60 Jahren beschrieben wurden. Die Krankheitsdauer ist mit etwa 14 Monaten doppelt so lang wie bei der klassischen, sporadischen Verlaufsform. In Deutschland ist bislang noch

Tabelle 3. Wertigkeit verschiedener Liquorparameter in der Diagnostik der CJD

Methode	Differential-diagnose relevant
Zellzahl	●
Zelldifferenzierung	○
Blut-Liquor-Schranke Gesamtprotein	●
Q_{Alb}	●
Humorale Immunreaktion Intrathekale IgG-Synthese	●
Intrathekale IgM-Synthese	●
Intrathekale IgA-Synthese	○
Oligoklonale Banden	●
Laktat	○
Glukosequotient	○
14-3-3-Immunoblot	●
Tau-Protein	●
phospho-Tau	○
β-Amyloid Aβ 1–42	○
Amyloid-Quotient	○
S-100B	●

kein Fall bekannt. Bei diesen Patienten finden sich ebenso erhöhte Tau-Protein- und S-100B-Werte im Liquor. Die Tau-Protein-Werte liegen zumeist über 600 pg/ml. Der 14-3-3-Immunoblot ist nur selten positiv (◘ Tabellen 2 und 3).

Literatur

Green AJ (2002) Cerebrospinal fluid brain-derived proteins in the diagnosis of Alzheimer's disease and Creutzfeldt-Jakob disease. Neuropathol Appl Neurobiol 28: 427–440

Hsich G, Kenney K, Gibbs CJ, Lee KH, Harrington MG (1996) The 14-3-3 brain protein in cerebrospinal fluid as a marker for transmissible spongiform encephalopathies. N Engl J Med 335: 924–930

Otto M (2006) Alzheimer Demenz, Lewy-Body Demenz, Prionerkrankungen, Multiinfarktdemenzen und andere Demenzen. In: Wildemann, Oschmann, Reiber (Hrsg) Referenzreihe Neurologie: Neurologische Labordiagnostik. Thieme, Stuttgart

Otto M, Wiltfang J (2003) Differential diagnosis of neurodegenerative diseases with special emphasis on Creutzfeldt-Jakob disease. Restor Neurol Neurosci 21: 191–209

Otto M, Wiltfang J, Cepek L et al. (2002) Tau protein and 14–3–3 protein in the differential diagnosis of Creutzfeldt-Jakob disease. Neurology 58: 192–197

Poser S, Zerr I, Schroeter A, Otto M, Giese A, Steinhoff BJ, Kretzschmar HA (2000) Clinical and differential diagnosis of Creutzfeldt-Jakob disease. Arch Virol Suppl 16: 153–159

WHO (1998) Consensus on criteria for sporadic CJD. Vol http://www.who.int/emc-documents/tse/docs/whoemczdi989.pdf. Geneve, 1998

Will RG, Zeidler M, Stewart GE et al. (2000) Diagnosis of new variant Creutzfeldt-Jakob disease. Ann Neurol 47: 575–582

Demenz vom Alzheimer-Typ

Die Diagnose der Alzheimer Demenz erfolgt klinisch und wird durch neuropsychologische Testverfahren untermauert. Zusatzuntersuchungen wie der Kernspintomographie, der Positronenemissionstomographie oder der Liquordiagnostik kommt zunehmende Bedeutung zu. Im Liquor finden sich bei Demenzerkrankungen Proteine in veränderter Konzentration, denen eine Rolle in der Pathogenese der Demenz zugesprochen wird. Die für die Alzheimer-Demenz typische Bildung von Amyloidplaques findet im Liquor ihre Entsprechung in erniedrigten Konzentrationen eines Abbauprodukts des Amyloidprecursorproteins, nämlich des Aβ-Amyloid-Peptids 1–42, während das Aβ-Peptid 1–40 unverändert bleibt. Die verstärkte Bildung von intraneuronalen Fibrillenbündeln mit anschließendem Zelluntergang bei M. Alzheimer führt im Liquor zu erhöhten Konzentrationen des Tau-Proteins. Diese Veränderungen finden sich aber auch bei Neuronenuntergang anderer Genese, also z. B. vaskulären, entzündlichen, tumorösen oder traumatischen Bedingungen.

Die Sensitivität von erhöhtem Tau-Protein für die Diagnose Alzheimer-Demenz liegt je nach Literaturstelle zwischen 60 und 95% (Andreasen et al. 1998). Erhöhte Tau-Werte finden sich jedoch auch bei anderen Demenzen wie der vaskulären Demenz, der Lewy-Körperchen-Krankheit, der Creutzfeld-Jakob-Erkrankung und anderen, so dass die Spezifität bei nur 87% liegt (Andreasen et al. 1998). Besonders hohe Tau-Werte (>1400 ng/l) werden dabei bei der Creutzfeld-Jakob-Erkrankung gefunden und in ihrer differentialdiagnostischen Wertigkeit dem Protein 14-3-3 gleichgesetzt (Otto et al. 2002). Die Bestimmung einer Unterfraktion des Tau-Proteins, von phosphorylisiertem Tau-Protein, soll bessere Sensitivitäten und Spezifitäten für die Diagnose der Alzheimer-Demenz ergeben. Ähnliche Verhältnisse finden sich für β-Amyloid, wobei dem Quotienten aus verschieden lan-

◘ **Tabelle 4.** Wertigkeit verschiedener Liquorparameter in der Diagnostik der Alzheimer-Demenz

Methode	Differential-diagnose relevant
Zellzahl	●
Zelldifferenzierung	○
Blut-Liquor-Schranke Gesamtprotein Q_{Alb}	● ●
Humorale Immunreaktion Intrathekale IgG-Synthese Intrathekale IgM-Synthese Intrathekale IgA-Synthese Oligoklonale Banden	● ● ○ ●
Laktat Glukosequotient	○ ○
Tau-Protein phospho-Tau β-Amyloid Aβ 1–42 Amyloidquotient	● ○ ● ○

gen Spaltprodukten des β-Amyloids (Aβ1–40, Aβ1–42) eine bessere Spezifität für die Demenzdiagnostik zugesprochen wird.

Die Bestimmung von Tau und β-Amyloid wird aus den genannten Gründen bislang von der Deutschen Gesellschaft für Neurologie nicht empfohlen (www.dgn.org). Allerdings wird erwartet, dass sich diese Empfehlung mit Verfügbarkeit neuer Daten zur Sensitivität und Spezifität der genannten Parameter ändern wird.

In der Abgrenzung zur depressiven Pseudodemenz können β-Amyloid und Tau-Protein dagegen von Nutzen sein. Auch für die Entwicklung einer Demenz vom Alzheimer Typ bei leichtgradigen kognitiven Einschränkungen hat die kombinierte Bestimmung von β-Amyloid und Tau in einer neueren Untersuchung einen hohen prädiktiven Wert gezeigt (Hanssen et al. 2006). In einer Untersuchung, die ebenfalls eine Kombination beider Liquormarker heranzieht, konnte gezeigt werden, dass die Abgrenzung einer wahrscheinlichen Alzheimer-Demenz mit einer Sensitivität von 94% und einer Spezifität von 100% in Bezug auf andere psychiatrische Erkrankungen bzw. 89% in Bezug auf nichtdemente Kontrollen lag (Andreasen et al. 2001). Die DGLN sieht vor diesem Hintergrund bereits jetzt einen Nutzung der Bestimmung von β-Amyloid und Tau-Protein in der Differentialdiagnostik der demenziellen Syndrome.

Bei der Liquordiagnostik bei Verdacht auf Demenz ist die Präanalytik von besonderem Interesse. Als bestes Material für das Probengefäß hat sich Polypropylen bewährt, während Polystyrol oder Glas zu Adsorptionsphänomenen führen können (Schooneboom et al. 2005; Lewczuk et al. 2006).

Der Bestimmung der Apolipoprotein ε-Allele im Blut, von denen dem ε4 eine prognostische Bedeutung zugesprochen wird, wird von der Deutschen Gesellschaft für Neurologie jedoch nicht zur Diagnosestellung empfohlen (www.dgn.org).

Literatur

Andreasen NE, Minthon L, Davidsson P et al. (2001) Evaluation of CSF-tau and CSF-A-beta-42 as diagnostic markers of Alzheimer's disease in clinical practice. Arch Neurol 58: 373–379

Andreasen NE, Vanmechelen A, Van de Voorde et al. (1998) Cerebrospinal fluid tau protein as a biochemical marker for Alzheimer's disease: a community based follow-up study. JNNP 64: 298–305

Blennow K, Hampel H (2003) CSF markers for incipient Alzheimer's disease. Lancet Neurology 2; 605–613

Hanssen O, Zetterberg H, Buchhave P, Londos E, Blennow K, Minthon L (2006) Association between CSF biomarkers and incipient Alzheimer's disease in patients with mild cognitive impairment: a follow-up study. Lancet Neurol 5: 228–234

Hulstaert F, Blennow K, Ivanoiu A et al. (1999) Improved discrimination of AD patients using β-amyloid (1–42) and tau levels in CSF. Neurology 52: 1555–1562

Lewczuk P, Beck G, Esselmann H, Zimmermann R, Fiszer M, Bibl M, Maler JM, Kornhuber J, Wiltfang J (2006) Effect of sample collection tubes on cerebrospinal fluid concentrations of tau protein and amyloid β peptides. Clin Chem 52: 332–334

Lewczuk P, Esselmann H, Bibl M, Beck G, Maler JM, Otto M, Kornhuber J, Wiltfang J (2004) Tau protein phosphorylated at Threonine 181 in CSF as a neurochemical biomarker in Alzheimer's disease. J Mol Neurosci 23: 115–122

Otto M, Wiltfang J, Cepek L et al. (2002) Tau Proetin and 14-3-3-protein in the differential diagnosis of Creutzfeld-Jakob disease. Neurology 58: 192–197

Rösler N, Wichart I, Jellinger KA (2002) Aktuelle klinisch-neurochemische Diagnostik der Alzheimer-Krankheit. J Lab Med 26: 139–148

Schooneboom N, Mulder C, Vanderstichele H, Van Elk EJ, Kok A, Van Kamp GJ, Scheltens P, Blankenstein MA (2005) Effects of processing and storage conditions on amyloid β (1–42) and tau concentrations in cerebrospinal fluid: implications for use in clinical practice Clinical Cemistry 51: 189–195

Enzephalitis

Bei klinischem Verdacht auf eine Enzephalitis (Bewusstseinsstörung, Wesensänderung, Krampfanfälle und/oder fokal-neurologische Ausfälle, evtl. Fieber) und fehlenden Kontraindikationen ist eine Lumbalpunktion zur Liquordiagnostik indiziert.

Die Zellzahl kann bei der Enzephalitis normal sein, so dass eine normale Zellzahl eine Enzephalitis nicht ausschließt. In der Regel findet sich bei der diagnostischen Punktion eine überwiegend lymphozytäre, bei sehr früher Punktion auch granulozytäre Pleozytose von bis zu einigen 100 Zellen/µl, bei späteren Liquoruntersuchungen können bei rückläufiger Zellzahl auch Plasmazellen nachweisbar sein. Das Gesamteiweiß ist in der Regel leicht bis hochgradig erhöht, entsprechende Veränderungen finden sich beim Albuminquotienten und dem Quotientendiagramm. Glukosequotient und Laktat weisen meist normale oder leicht erhöhte Werte auf. Im weiteren Verlauf kann es zu einer intrathekalen Synthese von Immunglobulin kommen. Entsprechend können auch die Immunglobulinquotienten im Verlauf eine intrathekale Synthese anzeigen. Von diesen Erfahrungswerten abweichende Befunde sollten Anlass zu differentialdiagnostischen Überlegungen sein.

Die klinisch relevanteste Enzephalitis ist die Herpes-simplex-Enzephalitis. Weitere virale Enzephalitiserreger sind Enteroviren und – besonders in Endemiegebieten – die durch Flaviviren verursachte Frühsommermeningoenzephalitis. Insgesamt sind mehr als 100 virale Erreger von Enzephalitiden bekannt; hier sei auf die Fachliteratur verwiesen (z. B. Schmutzhardt). Auch nichtvirale Erreger einer Enzephalitis sind bekannt, darunter Listerien, Toxoplasma gondii und Helminthen. Der direkte Erregernachweis mittels Nukleinsäureamplifikationstechniken wie der Polymerasekettenreaktion oder der indirekte Erregernachweis mittels Antikörperindex ist besonders bei behandelbaren Enzephalitiserregern wie der Herpes-simplex-Enzephalitis beim Immunkompetenten sowie CMV, VZV und Toxoplasmose beim Immunsupprimierten unverzichtbar.

Bei der Herpes-simplex-Enzephalitis kommt es in der Regel zu einer ausgeprägten Störung der Blut-Liquor-Schranke und zu einer deutlichen Erhöhung des Gesamteiweiß im Liquor. Gelegentlich finden sich im Rahmen der hämorrhagischen Enzephalitis ein xanthochromer Liquor oder auch Erythrozyten und Siderophagen. Die Sensitivität der PCR liegt zu Beginn der Erkrankung über 90%. Die Herpes-simplex-Enzephalitis wird beim Erwachsenen üblicherweise durch

Tabelle 5. Wertigkeit verschiedener Liquorparameter bei der Diagnostik der Enzephalitis

Methode	Diagnose sichernd	Differentialdiagnose relevant	Therapie entscheidend
Zellzahl	●		●
Zelldifferenzierung	●	●	
Blut-Liquor-Schranke Gesamtprotein Q_{Alb}	● ●		
Humorale Immunreaktion Intrathekale IgG-Synthese Intrathekale IgM-Synthese Intrathekale IgA-Synthese Oligoklonale Banden	● ● ●		
Laktat Glukosequotient	● ●		
PCR	●	●	●
AI	●	●	●

das Herpes-simplex-Virus Typ 1 hervorgerufen. In der Regel lässt sich ab der 2. Krankheitswoche –gelegentlich auch später- die intrathekale Antikörpersynthese mit einer Sensitivität nahe 100% beim Immunkompetenten nachweisen; sie persistiert üblicherweise für Monate bis Jahre. Eine Konsensusgruppe empfiehlt, die parallele Bestimmung von AI und PCR, um die Sensitivität beim Erregernachweis zu erhöhen (Cinque 1996.)

Der direkte Erregernachweis nichtviraler Erreger kann im Einzelfall mit Hilfe mikrobiologischer Diagnostik gelingen.

Literatur

Cinque P, Cleator GM, Weber T, Monteyne P, Sindic CJ, van Loon AM (1996) The role of laboratory investigation in the diagnosis and management of patients with suspected herpes simplex encephalitis: a consensus report. The EU Concerted Action on Virus Meningitis and Encephalitis. J Neurol Neurosurg Psych 61: 339–345

Fazialisparese, periphere

Der VII. Hirnnerv kann auf dem langen Weg von seinem motorischen Kern, über den Pons, bis zu den Endästen der mimischen Gesichtsmuskulatur unterschiedliche Schädigungen (Trauma, Blutung, Ischämie, Tumor, Demyelinisierung, Entzündung) erfahren. Der Ort der Schädigung, eine Mitbeteiligung von Hirnstamm oder anderen Hirnnerven, die Manifestationsgeschwindigkeit und die ein- oder beidseitige Ausprägung geben Hinweise über die mögliche Ätiologie der Fazialisparese und die notwendigen Untersuchungsstrategien.

Eine Lumbalpunktion kann je nach Konstellation in allen Situationen wertvolle Informationen liefern. Zum Beispiel kann eine isolierte Fazialisparese auch Erstsymptom einer Multiplen Sklerose sein. Eine Liquoruntersuchung ist jedoch vor allem bei akuten peripheren Fazialisparesen (apF) zum Ausschluss entzündlicher Ursachen notwendig. In 10–20% der Fälle (bei Kindern eventuell höher) geht die apF auf eine Borrelieninfektion zurück. Die apF kann isoliert auftreten und die Blutserologie kann negativ sein, so dass nur über die Untersuchung des Liquors ein sicherer Ausschluss einer Borreliose gelingt. Bei Anwesenheit von Zosterbläschen im Ohr, auf der Zunge oder im Gaumen (Ramsay-Hunt-Syndrom) ist eine Reaktivierung von Varizella-Zoster-Virus (VZV) die wahrscheinliche Ursache für die apF. Eine VZV-Infektion kann allerdings auch ohne Exanthem (Zoster sine herpete) vorliegen, was nur über die Liquoranalyse verlässlich festgestellt werden kann.

Auch bei anderen seltenen Erregern als Ursache der apF wie HSV, EBV, CMV, Mumps oder HIV ist der direkte Erregernachweis aus dem Liquor mittels PCR und/oder der indirekte Erregernachweis mittels AI als beweisend anzusehen. In 2/3 der Fälle wird keine Ursache gefunden, so dass man von einer idiopathischen Fazialisparese oder einer Bell-Lähmung spricht.

Tabelle 6. Typische Liquorbefunde bei verschiedenen Ursachen der akuten peripheren Fazialisparese

Liquorparameter	Borrelien	Varizella zoster	Idiopathisch
Zellzahl/µl	50–1000	<500	Normal bis leicht erhöht
Zytologie	Überwiegend lymphozytär mit vielen Plasmazellen	Lymphozytär	Normal bis lymphozytär
Laktat [mMol/l]	Normal	Normal	Normal
Blut-Liquor-Schranke	Meist schwer gestört	Leicht gestört	Normal bis leicht erhöht
Intrathekale Ig-Synthese	IgM Dominanz mit IgG und (IgA)	Gelegentlich oligoklonale Banden	Selten oligoklonale Banden
Erregernachweis	AI, Blot	VZV PCR, AI	s. Text

Tabelle 7. Wertigkeit verschiedener Liquorparameter bei der Diagnostik der peripheren Fazialisparese

Methode	Differentialdiagnose rel.	Therapie entscheid.
Zellzahl	●	
Zelldifferenzierung	●	
Blut-Liquor-Schranke Gesamtprotein	●	
Q_{Alb}	●	
Humorale Immunreaktion Intrathekale IgG-Synthese	●	
Intrathekale IgM-Synthese	●	
Intrathekale IgA-Synthese	●	
Oligoklonale Banden	●	
Laktat	●	
Glukosequotient	●	
PCR	●	●
AI	●	●

Tabelle 8. Wertigkeit verschiedener Liquorparameter in der Diagnostik des GBS

Methode	Diagnose sichernd	Differentialdiagnose rel.
Zellzahl	●	
Zelldifferenzierung	●	
Blut-Liquor-Schranke Gesamtprotein	●	
Q_{Alb}	●	
Humorale Immunreaktion Intrathekale IgG-Synthese		●
Intrathekale IgM-Synthese		●
Intrathekale IgA-Synthese		●
Oligoklonale Banden		●
Laktat		○
Glukosequotient		
AI Borr		●

Literatur

Hyden D, Roberg M, Forsberg P, Fridell E, Fryden A, Linde A, Odkvist L (1993) Acute "idiopathic" peripheral facial palsy: clinical, serological, and cerebrospinal fluid findings and effects of corticosteroids. Am J Otolaryngol 14: 179–186

Jaamaa S, Salonen M, Seppala I, Pilparinen H, Sarna S, Koskiniemi M (2003) Varicella zoster and Borrelia burgdorferi are the main agents associated with facial paresis, especially in children. J Clin Virol 27: 146–151

Roob G, Fazekas F, Hartung HP (1999) Peripheral facial palsy: etiology, diagnosis and treatment. Eur Neurol 41: 3–9

Guillain-Barré-Syndrom

Typisch ist die „zytoalbuminäre Dissoziation" mit Gesamtproteinerhöhung (bis 2000 mg/l) bzw. erhöhtem Albuminquotienten und normaler bis allenfalls gering erhöhter Zellzahl (max. bis 50 Zellen/µl). Das Zellbild ist lymphozytär. Bei deutlich erhöhter Zellzahl (>50/µl) und vorwiegend Granulozyten im Differentialzytogramm muss die Diagnose in Frage gestellt werden. Die Gesamtproteinerhöhung tritt i.d.R. erst ab der zweiten Krankheitswoche auf, kann bei Hypalbuminämie jedoch falsch-negativ ausfallen. Sinnvoll ist daher die Bestimmung des Albuminquotienten, der in der 2.–4. Krankheitswoche sein Maximum erreicht und in Abhängigkeit vom Ausmaß der Nervenwurzelbeteiligung über Wochen bis Monate wieder abklingt. Eine intrathekale Immunglobulinsynthese und isolierte oligoklonale Banden im Liquor sind beim GBS untypisch. Identische oligoklonale Banden können bei bis zu 40% der Fälle als Ausdruck einer systemischen Immunreaktion vorkommen. Auch als Zeichen einer systemischen Immunaktivierung können Zytokine wie TGF-β1 und TNF-α im Blut und Liquor erhöht sein. In den letzten Jahren wurde versucht, spezifische Parameter zu identifizieren, die eine Subgruppierung von Patienten hinsichtlich Verlaufsform, Prognose und eventuell dem Ansprechen auf spezifische Therapien ermöglichen. In erster Linie wurden dazu neben klinischen Charakteristika assoziierte Erreger und Gangliosidantikörper im Serum herangezogen.

Literatur

Hadden RAM, Karch H, Hartung HP et al. (2001) Preceding infections, immune factors, and outcome in Guillain-Barré syndrome. Neurology 56: 758–765

Zettl UK, Lehmitz R, Mix E (Hrsg) (2005) Klinische Liquordiagnostik. de Gruyter, Berlin New York

Meningeosis neoplastica

Während die Diagnose solider Tumoren und Metastasen des ZNS die Domäne bildgebender Verfahren, ggf. mit nachfolgender Histologie, ist, erweist sich die Liquoranalytik für die Erkennung und Therapiekontrolle einer Meningeosis neoplastica immer noch als unerlässlich; für die Erstuntersuchung sollten zeitgleich 5–10 ml lumbaler Liquor und 5 ml Serum steril gewonnen werden, für die Verlaufskontrolle ist häufig Liquor ausreichend.

Je nach Art der Primärerkrankung muss zwischen Meningeosis leukaemica, lymphomatosa, carcinomatosa, melanomatosa, sarcomatosa und der relativ seltenen Meningeosis bei primären Hirntumoren unterschieden werden. Abgesehen von der in jedem Fall unerlässlichen Zytomorphologie kann das weitere Vorgehen entscheidend davon abhängen.

Gelegentlich kann eine umfangreichere Diagnostik erforderlich werden, wenn die Meningeosis die Erstmanifestation einer noch unbekannten Neoplasie darstellt. Umgekehrt erübrigen sich in der Regel weitere Untersuchungen, wenn bei bekanntem Primärtumor die zugehörigen atypischen Zellen bereits zytomorphologisch zweifelsfrei nachgewiesen werden können.

Die Bestimmung der Zellzahl ist dabei als Basisinformation für die Herstellung zytologischer Präparate und die Verlaufskontrolle erforderlich, kann jedoch in keinem Fall die Diagnose sichern oder ausschließen: Zwischen 0 und 10.000 Zellen/µl ist prinzipiell alles möglich (!); Liquores bei hämatologischen Erkrankungen weisen ca. 10- bis 100fach höhere Zellzahlen auf als bei soliden Tumoren.

Bei der Erstpunktion kann, ausreichende Zellpräparation und Erfahrung des Untersuchers vorausgesetzt, bei soliden Tumoren mit einer zytologischen Sensitivität von ca. 70–80%, bei akuten Leukämien und hochmalignen Lymphomen (nicht primären ZNS-Lymhomen!) von über 90% gerechnet werden. Gegebenenfalls gelingt der Tumorzellnachweis erst bei repetitiven Lumbalpunktionen.

Prinzipiell problematisch bleibt die Unterscheidung von lymphozytären Liquorpleozytosen bei niedrigmalignen Lymphomen zur Differentialdiagnose Meningeosis vs. opportunistische Infektionen, was häufig lediglich immunzytologisch möglich ist. Darüber hinaus kann die Immunzytologie zur Charakterisierung atypischer Zellen unbekannter Herkunft bzw. mit niedrigem Relativanteil in Einzelfällen unverzichtbar werden; die Auswahl der einzusetzenden Antikörper orientiert sich dabei an Zytomorphologie und Zell-

Tabelle 9. Wertigkeit verschiedener Liquorparameter für die Diagnose Meningeosis neoplastica

Methode	Diagnose sichernd	Differentialdiagnose relevant	Therapie entscheidend
Zellzahl	●		●
Zelldifferenzierung	●		●
Blut-Liquor-Schranke Gesamtprotein Q_{Alb}	● ●		
Humorale Immunreaktion Intrathekale IgG-Synthese Intrathekale IgM-Synthese Intrathekale IgA-Synthese Oligoklonale Banden		○ ○ ○ ○	
Laktat Glukosequotient	● ●		
Immunzytologie	●		●
Intrathekale CEA-Synthese	●	●	●

zahl sowie ggf. bekanntem Primärtumor (Übersicht bei Wick 2005).

Charakteristisch für die Meningeosis neoplastica ist auch eine z. T. erhebliche Blut-Liquor-Schranken-Störung sowie ein anaerober Glukosestoffwechsel; beides kann bei geringer Tumorlast jedoch auch fehlen. Eine Meningeosis ist jedoch sehr unwahrscheinlich, wenn alle Basisbefunde (Eiweiß, Glukose/Laktat, Zellzahl, Zytologie) unauffällig sind.

Die Mehrzahl der löslichen Tumormarker kann wegen unzureichender analytischer oder diagnostischer Sensitivität sowie ungesicherter Spezifität bzw. Beurteilungskriterien gegenwärtig nicht empfohlen werden. Eine Ausnahme bildet die Detektion einer lokalen CEA-Synthese mit empfindlichen Analysemethoden, die sich für Karzinome als ergänzende Methode zur Zytologie mit hoher Spezifität erwiesen hat. Beta2-Mikroglobulin kann dagegen wegen mangelnder Spezifität nur dann als Indiz für einen Leukämie- bzw. Lymphombefall angesehen werden, wenn ein entzündlicher Prozess ausgeschlossen ist, es kann jedoch zur Differentialdiagnose und Ausschlussdiagnostik wertvoll werden. Andere Marker mit hoher Gewebespezifität, die normalerweise nicht im ZNS vorkommen (z. B. Thyreoglobulin, PSA, AFP, β-HCG) können bei entsprechendem Primärtumor hilfreich sein.

Literatur

Felgenhauer K, Beuche W (1999) Labordiagnostik neurologischer Erkrankungen. Thieme, Stuttgart, 1999
Kluge H, Wieczorek V, Linke E, Zimmermann K, Witte O (2005) Atlas der praktischen Liquorzytologie. Thieme, Stuttgart, 2005
Wick M (2005) Immunzytologie (S 160–167)/Lösliche Tumormarker (S 246–248). In: Zettl U, Lehmitz R, Mix E (Hrsg) Klinische Liquordiagnostik, 2. Aufl. de Gruyter, Berlin New York

Meningitis

Bereits die Inspektion des Liquors kann unter Umständen wichtige Hinweise liefern. So sollte ein trüber Liquor an eine eitrige Meningitis, ein blutiger oder xanthochromer Liquor an eine Subarachnoidalblutung denken lassen.

Eine erhöhte Zellzahl ist Diagnose sichernd, eine normale Zellzahl bei normalem Immunstatus schließt die Diagnose weitgehend aus. Eine seltene Ausnahme stellt die nichteitrige, sog. apurulente Meningitis dar (Felgenhauer u. Beuche 1999). Von großer Bedeutung ist die Liquorzytologie (lymphozytäre vs. granulozytäre Meningitis), da sie differentialdiagnostisch wichtige Hinweise und damit Therapie entscheidende Informationen liefert. Dies gilt auch für die Parameter Glukosequotient, Laktat, und Parameter, die die Blut-Liquor-Schranke erfassen, wie Gesamteiweiß, Albuminquotient und Quotientendiagramm (s. Tabelle 11). Während ein einzelner dieser Parameter nicht ausreicht, um beispielsweise eine virale von einer bakteriellen Meningitis zu unterscheiden, gelingt diese prognostisch und therapeutisch wichtige Differenzierung mit 99%iger Sicherheit, wenn alle Parameter zusammen ausgewertet werden (Spanos et al. 1989). Die Zytologie ist dabei nicht nur in der Lage, zwischen vermutlich bakterieller und viraler Genese zu unterscheiden, sie differenziert auch ein meningitisches Syndrom im Rahmen einer Meningeosis neoplastica oder einer Subarachnoidalblutung von einer Meningitis im engeren Sinne (Kluge et al. 2005). Indikatoren einer bakteriellen Entzündung im Serum wie CRP und Procalcitonin können weitere differentialdiagnostisch wichtige Hinweise liefern (Gerdes et al. 1998, Viallon et al. 1999).

Um eine gezielte Therapie einleiten zu können, ist nach der initialen Differenzierung in virale, bakterielle, tuberkulöse und sonstige Meningitiden ein Erregernachweis zur gezielten kausalen Therapie wünschenswert. Aufgrund der teilweise geringen Sensitivität der verschiedenen Nachweisverfahren bietet sich eine Kombination verschiedener Methoden zum Erregernachweis an (Übersicht bei Petereit et al. 2006).

Zu den häufigen Erregern einer eitrigen Meningitis beim Immunkompetenten gehören Neisseria meningitidis bei Jugendlichen, Streptococcus pneumoniae im höheren Lebensalter und Staphylococcus aureus bei Schädel-Hirn-Trauma oder operativem Eingriff an der Kalotte in der Vorgeschichte. Bei immunsupprimierten/immunschwachen Patienten kann auch eine Reihe anderer Erreger, darunter Kryptokokken, Pilze und bei entsprechender Vorgeschichte auch Hospitalkeime erwartet werden. Subakute Meningitiden können durch Borrelia burgdorferi, Treponema pallidum und Mycobacterium tuberculosis hervorgerufen werden (s. auch Neuroborreliose, Neurolues, Neurotuberkulose).

Behandelbare lymphozytäre Meningitiden werden in der Regel durch Herpes-simplex-Virus Typ 2 hervorgerufen. Eine Vielzahl von viralen Erregern, für die jedoch keine Therapie zur Verfügung steht, darunter Adeno-, Entero-, Echo- und Parainfluenzaviren, verursacht ebenfalls akute lymphozytäre Meningitiden.

Tabelle 10. Typische Liquorbefunde bei verschiedenen Meningitiden (nach Felgenhauer u. Beuche 1999)

Liquorparameter	Bakterielle Meningitis	Virale	Tuberkulöse Meningitis
Zellzahl/µl	>1000	<1000	<1000
Zytologie	Granulozytär	Lymphozytär	Gemischtzellig
Glukosequotient	Erniedrigt	Normal	Erniedrigt
Laktat [mmol/l]	>5	<5	>5
Gesamteiweiß [mg/l]	>1000	<1000	>1000
Blut-Liquor-Schranke	Schwer gestört	Normal bis leicht gestört	Schwer gestört
Intrathekale Ig-Synthese	Im Verlauf IgA, IgG	Im Verlauf IgG	Im Verlauf IgA

Der Vollständigkeit halber sei darauf hingewiesen, dass eine lymphozytäre Meningitis nicht zwingend erregerbedingt, sondern auch im Rahmen einer immunologischen Erkrankung oder medikamentös hervorgerufen werden kann.

Der Erregernachweis gelingt bei den bakteriellen Meningitiden teilweise bereits im mikroskopischen Präparat. Die Färbung richtet sich nach der Verdachtsdiagnose. Gramfärbung bei Verdacht auf bakterielle Meningitis oder Sprosspilze, Tuschepräparat bei Kryptokokken, modifizierte Ziehl-Neelsen-Färbung bei Verdacht auf tuberkulöse Meningitis. Die Sensitivität der Gramfärbung liegt bei etwa 50%, die der Ziehl-Neelsen-Färbung bei 20%. Die Konzentration der Bakterien im Liquor, antibiotische Vorbehandlung und der Erreger selbst haben einen entscheidenden Einfluss auf die Sensitivität der Gramfärbung: Weniger als 10^3 koloniebildende Einheiten führen zu einer Sensitivität der Gramfärbung von bestenfalls 60%, mehr als 10^5 koloniebildende Einheiten erhöhen die Sensitivität auf 97%. Am besten lassen sich Pneumokokken mit einer Sensitivität von 90%, am schlechtesten Listerien in der Gramfärbung nachweisen (La Scolea u. Dryja 1984; Gray u. Fedorko 1992).

Wegen der häufig hämatogenen Genese einer bakteriellen Meningitis ist die mikrobiologische Diagnostik aus ergänzenden Blutkulturen sinnvoll. Der Erregernachweis mittels Latexagglutination von Erregeroberflächenantigenen liefert Ergebnisse innerhalb weniger Minuten und ist deshalb als Bedside-Test geeignet. Allerdings ist die Sensitivität in Abhängigkeit von der Erregerdichte und im Falle einer Meningitis durch Meningokokken (50–93%) eingeschränkt (Gray u. Fedorko 1992). Der Nachweis und die Differenzierung kann auch mittels molekularbiologischer Methoden PCR aus dem nativen Liquor gelingen (Radstrom et al. 1994). Unverzichtbar ist jedoch nach wie vor die klassische mikrobiologische Erreganzucht und -differenzierung, die auch Voraussetzung für die Erstellung eines Antibiogramms ist.

Bei Verdacht auf eine virale Genese der Meningitis ist der Nukleinsäurenachweis eine Methode, die schnell und sensitiv (über 90% in der Frühphase bei Herpesviren) den Erreger identifiziert. Allerdings halten wir den Nukleinsäurenachweis nur derjenigen Erreger für gerechtfertigt, für die eine kausale Therapie verfügbar ist; das sind in der Regel die Viren der Herpesgruppe.

Lymphozytäre Meningitiden werden wesentlich häufiger durch Adeno-, RS- oder Parainfluenzaviren hervorgerufen. Hier ist die Identifikation des Erregers bei fehlender therapeutischer Konsequenz für den klinischen Alltag von untergeordneter Bedeutung. Gelingt der Erregernachweis mittels Nukleinsäure-Amplifikation nicht, kann der Antikörper-Index (AI) mit einer Sensitivität von fast 100% die Diagnose sichern (Cinque et al. 1996). Für die Bestimmung dieser rechnerischen Größe sind die Kenntnis der Konzentration von Albumin, IgG und erregerspezifischem IgG, jeweils im Serum und Liquor nötig (Reiber 1995).

Bei der meningitischen Form der Neuroborreliose ist der AI das Nachweisverfahren der Wahl (Leitlinien der DGN, www.dgn.de), da die Sensitivität des Nukleinsäure-Nachweises enttäuschend gering ist.

Bei Verdacht auf eine tuberkulöse Meningitis (s. auch Neurotuberkulose) begründet die Konstella-

Leitlinie Liquordiagnostik

Tabelle 11. Wertigkeit verschiedener Liquorparameter bei der Diagnostik der Meningitis

Methode	Diagnose sichernd	Differentialdiagnose relevant	Therapie entscheidend
Zellzahl	●	●	●
Zelldifferenzierung	●	●	●
Blut-Liquor-Schranke			
Gesamtprotein	●	●	●
Q_{Alb}	●	●	●
Humorale Immunreaktion			
Intrathekale IgG-Synthese	●	●	
Intrathekale IgM-Synthese	●	●	
Intrathekale IgA-Synthese	●		
Oligoklonale Banden	●		
Laktat	●	●	
Glukosequotient	●	●	
PCR	●		
AI	●	●	●
Latexagglutinationstest	●	●	●
Mikrobiologische Diagnostik	●	●	●

tion aus Eiweißerhöhung, vermindertem Glukosequotient, erhöhtem Laktat mit gemischtzelliger Pleozytose den Beginn einer tuberkulostatischen Therapie. Der Erregernachweis sollte aufgrund der langfristigen, nebenwirkungsreichen Therapie unbedingt angestrebt werden, obwohl die Sensitivität von Mikroskopie (15%) und PCR (30%) gleichermaßen niedrig sind. Repetitive Untersuchungen erhöhen die Nachweiswahrscheinlichkeit. Die Anlage von Kulturen aus Liquor, Magensaft und Urin ist obligat.

Bei der Meningitis ist eine einzelne Punktion nicht ausreichend. Zum einen gelingt der indirekte Erregernachweis oft erst ab der 2. Krankheitswoche. Bei Krankheitsbildern wie der Neuroborreliose erreicht der indirekte Erregernachweis als Methode der Wahl erst ab der 8. Krankheitswoche eine Sensitivität von nahe 100% (s. auch Kap. Neuroborreliose). Zum anderen sollte bei der bakteriellen Meningitis der Therapieerfolg anhand einer nach 24 Stunden abfallenden Zellzahl oder einer sich normalisierenden Blut-Liquor-Schranken-Funktion dokumentiert werden.

Literatur

Cinque P, Cleator GM, Weber T, Monteyne P, Sindic CJ, van Loon AM (1996) The role of laboratory investigation in the diagnosis and management of patients with suspected herpes simplex encephalitis: a consensus report. The EU Concerted Action on Virus Meningitis and Encephalitis. J Neurol Neurosurg Psych 61: 339–345

Felgenhauer K, Beuche W (1999) Labordiagnostik neurologischer Erkrankungen. Thieme, Stuttgart, S 44ff

Gerdes LU, Jorgensen PE, Nexo E, Wang P (1998) C-reactive protein an bacterial meningitis: a meta-analysis. Scand J Clin Lab Invest 58: 383–393

Gray LD, Fedorko DP (1992) Laboratory diagnosis of bacterial meningitis. Clin Microbiol Rev 5: 130–145

Kluge H, Wieczorek V, Linke E, Zimmermann K, Witte O (2005) Atlas der praktischen Liquorzytologie. Thieme, Stuttgart

La Scolea LJ, Dryja D (1984) Quantitation of bacteria in cerebrospinal fluid and blood of children with meningitis and its diagnostic significance. J Clin Micribiol 19: 187–190

Petereit HF, Seifert K, Geiss HK, Wildemann B (2006) Liquoranalytik in der Diagnostik Erreger-bedingter Erkrankungen des Zentralnervensystems. Nervenarzt 77: 481–494

Radstrom P, Backman A, Quian N, Kragsbjerg P, Pahlson C, Olcen P (1994) Detection of bacterial DNA in cerebrospinal fluid by an assay for simultaneous detection of Neisseria meningitidis, Haemophilus influenzae, and streptococci using seminested PCR strategy. J Clin Microbiol 32: 2738–2744

Reiber H (1995) External quality assessment in clinical neurochemistry; survey analysis for cerebral fluid (CSF) proteins based on CSF/serum quotients. Clin Chem 41: 256–263

Spanos A, Harrell FE Jr, Durack DT (1989) Differential diagnosis of acute meningitis: an analyis of the predictive value of initial observations. JAMA 262: 2700–2707

Viallon A, Zeni F, Lambert C, Pozzetto B, Tardy B, Venet C, Bertrand JC (1999) High sensitivity and specificity of serum procalicotinin levels in adults with bacterial meningitis. Clin Infect Dis 28: 1313–1316

Multiple Sklerose

Bei etwa 60% der MS-Patienten findet sich eine mäßige Zellzahlerhöhung zwischen 4 und 50/µl. In Einzelfällen finden sich Zellzahlen zwischen 50 und 100/µl. Zellzahlen über 100/µl sind nur in Ausnahmefällen (zum Beispiel kindliche und jugendliche MS) mit der Diagnose vereinbar. Die Zelldifferenzierung zeigt überwiegend Lymphozyten mit Aktivierungszeichen des Lymphozytensystems (aktivierte Lymphozyten, Plasmazellen). Der Anteil an aktivierten B-Lymphozyten und Plasmazellen ist in der Regel geringer als 10%. Der zytologische Befund kann bei MS-Patienten auch ohne pathologische Auffälligkeiten sein (10–15%).

Das Gesamtprotein im Liquor ist normal oder leicht erhöht (<800 mg/l). Aufgrund der Berücksichtigung der Relation von Serum- und Liquorwert eines definierten Proteins ist der Albuminquotient wesentlich genauer. Er zeigt in 70–80% der Fälle normale Werte, mäßig häufig eine leichte (8–10) und selten eine mittlere (10–20) Schrankenfunktionsstörung.

Typisch für die MS ist eine intrathekale IgG-Synthese, die mit Hilfe des ungenaueren IgG-Indexes oder des Quotientendiagramms quantifiziert werden kann (Sensitivität 75%). Der qualitative Nachweis oligoklonalen IgG ist für die MS unspezifisch, aber hochsensitiv (>95%). Intrathekale IgA- und/oder IgM-Synthesen kommen bei der MS gelegentlich vor. Eine intrathekale IgM-Synthese soll mit einer ungünstigeren Prognose einhergehen (Villar et al. 2003). Eine dominante IgA-Synthesen lässt Zweifel an der Diagnose aufkommen.

Bei der MS findet sich in Korrelation zum intrathekalen IgG in bis zu 90% eine intrathekale MRZ-Antikörpersynthese in unterschiedlicher Kombinationskonstellation, die spezifischer als die oligoklonalen Banden einen chronisch-entzündlichen Autoimmunprozess im ZNS belegt.

◘ Tabelle 12. Wertigkeit verschiedener Liquorparameter in der Diagnostik der Multiplen Sklerose

Methode	Diagnose sichernd	Differentialdiagnose rel.
Zellzahl	●	
Zelldifferenzierung	●	
Blut-Liquor-Schranke Gesamtprotein Q_{Alb}	● ●	
Humorale Immunreaktion Intrathekale IgG-Synthese Intrathekale IgM-Synthese Intrathekale IgA-Synthese Oligoklonale Banden	● ● ● ●	
Laktat Glukosequotient		○ ○
AI (Masern, Röteln, Zoster)	●	
AI Borrelien		●

MRZ Masern-Röteln-Zoster; *MOG* Myelin-Oligodendrozyten-Glykoprotein; *MBP* Myelin-basisches Protein

Die klinische Relevanz von MOG und MBP Antikörpern im Serum als prognostischer Marker bei MS wird derzeit diskutiert (Berger et al. 2003).

Literatur

Andersson M, Alvarez-Cermeno J, Bernardi G et al. (1994) Cerebrospinal fluid in the diagnosis of multiple sclerosis: a consensus report. J Neurol Neurosurg Psychiatry 57: 897–902

Berger T, Rubner P, Schautzer F et al. (2003) Antimyelin antibodies as a predictor of clinically definite multiple sclerosis after a first demyelinating event. N Engl J Med 349: 139–145

Freedman MS, Thompson EJ, Deisenhammer F et al. (2005) Recommended standard of cerebrospinal fluid analysis in the diagnosis of multiple sclerosis. Arch Neurol 62: 865–870

Vilar LM, Masjuan J, Gonzalez-Porque P et al. (2003) Intrathecal IgM synthesis is a prognostic factor in multiple sclerosis. Ann Neurol 53: 222–226

Zettl UK, Lehmitz R, Mix E (Hrsg) (2005) Klinische Liquordiagnostik. de Gruyter, Berlin New York

Zettl UK, Tumani H (2005) Cerebrospinal fluid and multiple sclerosis. Blackwell Publishing, Oxford

Myelitis

Der Begriff Myelitis sollte dem Wortsinn nach nur auf entzündliche Erkrankungen des Rückenmarks angewendet werden. In der Praxis wird jedoch oft zwischen Myelopathie (enthält auch nichtentzündliche Ursachen) und Myelitis nicht streng unterschieden. Das ist aus der Akutsituation heraus verständlich, wo zunächst eine Differenzierung zwischen infektiöser, autoimmuner, ischämischer oder Myelopathie sonstiger Genese noch nicht möglich ist.

Akute Myelopathien sind schwerwiegende Erkrankungen, die sofortiges Handeln erfordern (Kaplin et al. 2004). Neben Traumata als offensichtlicher Ursache muss zuerst eine Kompression des Rückenmarks (Tumor, Blutung, Bandscheibenvorfall) durch eine MRT-Untersuchung mit Kontrastmittel ausgeschlossen werden. Trotz negativer Bildgebung kann eine Meningeosis mit spinaler Symptomatik vorliegen, die über maligne Zellen im Liquor erkannt werden kann. Die Untersuchung des Liquors erlaubt in den meisten Fällen eine Unterscheidung entzündlicher von nichtentzündlichen Ursachen (spinale Ischämie, epidurale Lipomatose, Strahlenschaden; de Seze et al. 2001). Zu beachten ist jedoch, dass spinale Ischämien auch zu einer (granulozytären) Reizpleozytose führen können. Zu Beginn einer Myelitis kann der Liquor noch unauffällig sein, so dass bei entsprechendem Verdacht nach 2–7 Tagen eine zweite Punktion vorgenommen werden sollte.

Zwar lassen sich Liquorveränderungen wie Pleozytose, Schrankenstörung und intrathekale Ig-Synthese, einzeln oder in Kombination, bei den meisten Fällen mit Verdacht auf Myelitis nachweisen (Harzheim et al. 2004), doch steht dahinter eine überaus heterogene Gruppe von möglichen Erkrankungen. Für eine subakute Infektion kommen vor allem Viren (HSV-1, HSV-2, VZV, EBV, CMV, Coxsackie, Echo, Polio, FSME, HIV, HTLV-1), aber auch Staphylococcus aureus und Mycoplasma pneumoniae als Erreger in Betracht. Mehr chronische Verläufe würde man bei einer Borreliose, Lues oder Tuberkulose erwarten. Der Erregernachweis ist, wie üblich, aus dem Liquor über Kultur, PCR und AI Erhöhung zu verifizieren. Treten AI Anstiege erst bei der Verlaufspunktion auf, so darf eine Beteiligung des betreffenden Antigens als sicher angenommen werden. Schwieriger wird die Interpretation, wenn bereits in der akuten Phase, bei der initialen Punktion, schon eine intrathekale Synthese von IgG, A, M oder nur positive oligoklonalen Banden oder gar nur erhöhte AI vorliegen. Eine solche Konstellation deutet auf ein autoimmunes Geschehen oder ein Nachhinken der klinischen Symptomatik bei vorangegangener Infektion hin. 30–60% der Myelitiden sollen parainfektiösen Ursprungs sein, die im Gefolge von Infektionen der oberen Luftwege oder des Gastrointestinalraums mit einer Verzögerung von 2–4 Wochen auftreten. Wahrscheinlich gibt es in erheblichem Maße Überschneidungen zwischen den verschiedenen pathologischen Mechanismen. Auffällige Häufungen von Myelitiden wurden auch im Gefolge von Impfungen beobachtet.

Eine der wesentlichen Ursachen einer isolierten Myelitis ist eine beginnende Multiple Sklerose. Diese Diagnose stützt sich außer dem typischen Liquorbefund auf das Vorhandensein demyelinisierender Läsionen im Gehirn, die (noch) ohne klinisches Korrelat sind. Neben der MS sind bei Erstmanifestation einer Myelitis auch eine ADEM oder Neuromyelitis optica (NMO, Devic-Erkrankung) zu erwägen. Während es sich bei der ADEM in der Regel um eine monophasische Erkrankung handelt, lassen sich MS einerseits und NMO andererseits an Hand des Liquorbefundes unterscheiden. Bei der NMO finden sich in der akuten Phase häufig Pleozytosen >50/μl und/oder >5% Granulozyten. Im Gegensatz zur MS verschwinden

Tabelle 13. Wertigkeit verschiedener Liquorparameter bei der Diagnostik der Myelitis

Methode	Differentialdiagnose rel.	Therapie entsch.
Zellzahl	●	
Zelldifferenzierung	●	
Blut-Liquor-Schranke Gesamtprotein Q_{Alb}	● ●	
Humorale Immunreaktion Intrathekale IgG-Synthese Intrathekale IgM-Synthese Intrathekale IgA-Synthese Oligoklonale Banden	● ● ●	
Laktat Glukosequotient	○ ○	
PCR	●	●
AI	●	●

die oligoklonalen Banden im Laufe der Erkrankung. Kontrollpunktionen sollten daher unbedingt durchgeführt werden. Eine große Bedeutung bei der Differentialdiagnose MS oder NMO könnte in Zukunft dem NMO-IgG Antikörper im Serum zukommen, der Grenzstrukturen der Hirnkapillaren und der Pia anfärbt (Lennon et al. 2004).

Eine paraneoplastische Ursache geht ebenfalls oft mit dem Auftreten von oligoklonalen Banden im Liquor einher. Der direkte Nachweis ist über antineuronale Antikörper im Serum zu führen, wobei Anti-Hu die häufigste Varietät darstellt und meistens zur Aufdeckung eines Bronchialkarzinoms führt. Myelitiden können auch mit systemischen Grunderkrankungen wie Lupus erythematodes, Kollagenosen, Sarkoidose, Sjögren-Syndrom, Vaskulitis sowie Phospholipidsyndrom assoziiert sein und dementsprechende Liquorbefunde zeigen. Unter immunsuppressiver Therapie ist der Liquor jedoch nicht selten unauffällig bzw. normalisiert sich im Verlauf.

Literatur

De Seze J, Stojkovic T, Breteau G et al. (2001) Acute myelopaties. Clinical, laboratory and outcome profiles in 79 cases. Brain 124: 1509–1521

Harzheim M, Schlegel U, Urbach H, Klockgether T, Schmidt S (2004) Discriminatory features of acute transverse myelitis: a retrospective analysis of 45 patients. J Neurol Sci 217: 217–223

Kaplin AI, Krishnan C, Deshpande DM, Pardo CA, Kerr DA (2005) Diagnosis and management of acute myelopathies. Neurologist 11: 2–18

Lennon VA, Wingerchuk DM, Kryzer DJ, Pittock SJ, Lucchinetti CF, Fujihara K, Nakashima I, Weinshenker BG (2004) A serum autoantibody marker of neuromyelitis optica: distinction from multiple sclerosis. Lancet 364: 2106–2112

Neuro-AIDS und opportunistische Infektionen des Nervensystems

Bei klinischem Verdacht auf eine HIV-assoziierte Neuromanifestation werden 5–10 ml Liquor und zeitgleich 5 ml Serum entnommen. Der Beitrag der Liquoranalytik zur Diagnostik der primär HIV-assoziierten Erkrankungen (Meningitis, Demenz, Myelopathie, Polyneuropathie, Myopathie) ist gering und in erster Linie differentialdiagnostisch relevant. Eine gering ausgeprägte lymphozytäre Pleozytose, vermehrt Plasmazellen sowie eine quantitativ und qualitativ (OKB) messbare intrathekale IgG-Produktion treten in der Frühphase der Infektion bei 40–80% asymptomatischer HIV-infizierter Personen auf. In späteren Krankheitsstadien (manifeste AIDS-Erkrankung) ist die intrathekale zelluläre und humorale Immunreaktion rückläufig. Sowohl bei neurologisch asymptomatischen Personen als auch bei Patienten mit HIV-assoziierten Neuromanifestationen und, tendenziell vermehrt, in späten Krankheitsstadien, liegt häufig auch eine autochthone Synthese HIV-spezifischer Antikörper vor. Der HIV-AI ist bei manifester AIDS-Erkrankung in über 80% der Fälle positiv (Elovaara et al. 1988; Luer et al. 1988). In allen Krankheitsstadien gelingt der Erregernachweis durch Detektion HIV-spezifischer Genomsequenzen mittels PCR.

Einen deutlich höheren diagnostischen Stellenwert hat die Liquoranalytik für die Diagnose und Differentialdiagnose opportunistischer Infektionen des Nervensystems bei Patienten mit HIV/AIDS (zerebrale Toxoplasmose, Kryptokokkose, progressive multifokale Leukoenzephalopathie, Zytomegalievirus-Enzephalitis/Polyneuroradikulitis, primäres ZNS-Lymphom). Unter den Routineparametern ist insbesondere der Nachweis einer humoralen Mehrklassenreaktion (IgG, IgA, IgM) wegweisend für das Vorliegen einer opportunistischen Infektion. Eine Dreiklassenantwort ist bei opportunistischen HIV-assoziierten Neuromanifestationen in etwa der Hälfte der Fälle vorhanden. Einzig typischer Zellbefund ist eine überwiegend granulozytäre Pleozytose bei Zytomegalievirus-induzierten Komplikationen. Oligoklonale Banden differenzieren nicht zwischen primären HIV-Neuromanifestationen und opportunistischen Infektionen. Diagnostisch entscheidend ist der Erregernachweis aus dem Liquor. Die Mikroskopie des nativen Liquors im Tuschepräparat ist die Methode der Wahl für die rasche und zuverlässige Diagnose der Kryptokokkenmeningitis. Sie weist den Erreger in 80–90% der Fälle nach. Mit maximaler Sensitivität von annähernd 100% wird eine Kryptokokkose des Nervensystems im Antigenschnelltest oder in der Kultur bestätigt. Bei der Mehrzahl der opportunistischen ZNS-Infektionen kommt der Detektion mikrobieller Genomsequenzen mittels PCR eine herausragende diagnostische Bedeutung zu. Diese molekularbiologischen Techniken haben bei einer Spezifität von annähernd 90–100% eine hohe Sensitivität von 70–90% für den Nachweis von JC-Virus, dem Erreger der progressiven multifokalen Leukenzephalopathie (PML). Hochsensitiv und -spezifisch gelingt die Detektion von Epstein-Barr-Virus-(EBV-)DNA im Liquor bei primären Lymphomen des ZNS, da primäre ZNS-Lymphome bei Patienten mit AIDS, anders als bei immunkompetenten Personen, fast ausnahmslos mit EBV assoziiert sind. EBV-Genome las-

Tabelle 14. Wertigkeit verschiedener Liquorparameter für die Diagnostik und Therapie der HIV-assoziierten Neuromanifestationen und opportunistischen Infektionen

Methode	Diagnose sichernd	Differentialdiagnose relevant	Therapie entscheidend
Zellzahl	●		●
Zelldifferenzierung	●	●	
Blut-Liquor-Schranke Gesamtprotein Q_{Alb}		● ●	
Humorale Immunreaktion Intrathekale IgG-Synthese Intrathekale IgM-Synthese Intrathekale IgA-Synthese Oligoklonale Banden	● ●	● ● ● ●	
Laktat Glukosequotient		● ●	
Mikroskopischer Erregernachweis	●		●
Kultureller Erregernachweis	●		●
PCR	●		●
AI	●		●

sen sich mit einer Sensitivität von 80–90% und einer Spezifität von 80–95% im Liquor nachweisen. Eine hohe Sensitivität (80–90%) und Spezifität (90–95%) hat die PCR auch bei der Diagnostik CMV-assoziierter Neuromanifestationen. Bei sehr sensitiven PCR-Protokollen mit einer Nachweisgrenze <10 Kopien kann die quantitative Ermittlung der Viruslast im Liquor sinnvoll sein, um eine latente von einer floriden CMV-Infektion des Nervensystems zu differenzieren. Eine nur geringe bis moderate Sensitivität von ca. 50% hat die PCR für die Diagnostik der zerebralen Toxoplasmose, die die Erkrankung aber mit hoher Spezifität von annähernd 100% nachweist. Die Berechnung des AI spielt bei opportunistischen Infektionen wegen der unzuverlässigen Ausbildung der humoralen Immunantwort gegenüber dem direkten Erregernachweis eine geringere Rolle. Sie hat insbesondere einen Stellenwert für die Diagnostik der subakut bis chronisch verlaufenden PML und der zerebralen Toxoplasmose. Eine JC-Virus-spezifische intrathekale Antikörperproduktion kann mit einer der PCR vergleichbaren Sensitivität (70–90%) und Spezifität (annähernd 100%) nachgewiesen werden. Eine erregerspezifische intrathekale Antikörperproduktion findet sich außerdem gelegentlich bei zerebraler Toxoplasmose.

Literatur

Wildemann B, Oschmann P, Reiber HO (2006) Neurologische Labordiagnostik – Referenzreihe Neurologie. Thieme, Stuttgart

Petereit HF, Seifert K, Geiss HK, Wildemann B (2007) Liquoranalytik in der Diagnostik Erreger-bedingter Erkrankungen des Zentralnervensystems. Nervenarzt (im Druck)

Neuroborreliose

Die Serodiagnostik der systemischen Borrelieninfektion beinhaltet ein 2-Stufen-Schema: Zunächst ein Suchtest (z. B. EIA), gefolgt von einem Bestätigungstest (Western-Blot; Wilske et al. 2000). Eine positive

Tabelle 15. Wertigkeit verschiedener Liquorparameter in der Diagnostik der Neuroborreliose

Methode	Diagnose sichernd	Differentialdiagnose relevant	Therapie entscheidend
Zellzahl	●		●
Zelldifferenzierung	●		
Blut-Liquor-Schranke Gesamtprotein Q_{Alb}	● ●		● ●
Humorale Immunreaktion Intrathekale IgG-Synthese Intrathekale IgM-Synthese Intrathekale IgA-Synthese Oligoklonale Banden	● ● ●		
Laktat Glukosequotient		● ●	
AI	●	●	

Serologie beweist bei hoher Durchseuchung nicht die Aktivität der Infektion. Dies gelingt über die Erfassung einer Serokonversion, eines Titeranstiegs oder einer Zunahme der Bandenzahl im Immunoblot. Die Bedeutung des Lymphozytentransformationstests ist umstritten.

Für den Nachweis einer ZNS-Beteiligung bei Borrelieninfektionen in den Stadien II und III kommt der Untersuchung des Liquor cerebrospinalis die größte Bedeutung zu. Nur durch den Liquor-Serum-Vergleich wird die Diagnose einer Neuroborreliose gesichert (www.rki.de). Die intrathekale spezifische Antikörperproduktion gegen Borrelia burgdorferi wird durch die Bestimmung des Liquor-Serum-Index nachgewiesen. Sie entwickelt sich bei unbehandelten Patienten frühestens ab der 2. Krankheitswoche, ist nach 3 Wochen bei etwa 75% der Patienten und nach 8 Wochen bei über 99% der Patienten nachweisbar (Tumani et al. 1995). Für die Akuität spricht im Liquor eine überwiegend lymphozytäre Pleozytose (meist 100–400/µl) mit hohem Plasmazellanteil, eine deutlich gestörte Blut-Liquor-Schranken-Funktion (Gesamtprotein meist >1000 mg/l) und eine intrathekale Mehrklassenreaktion (IgM > IgG > IgA). Nur bei Akuitätszeichen im Liquor ergibt sich eine Behandlungsindikation (www.dgn.org). Ein direkter Erregernachweis über Kultivierung gelingt im Liquor nur bei 2–5% der Patienten. Auch molekularbiologische Methoden (PCR) weisen für die Erregerdiagnostik der Neuroborreliose nur eine niedrige Sensitivität von 20–50% auf. In der Routinediagnostik übertrifft die Sensitivität des Grundprogramms der Liquordiagnostik deutlich die Sensitivität des spezifischen Erregernachweises.

Literatur

Diener HC, Hacke W (Hrsg) (2002) Leitlinien für Diagnostik und Therapie in der Neurologie, Thieme, Stuttgart

Tumani H, Nölker G, Reiber H (1995) Relevance of cerebrospinal fluid variables for early diagnosis of neuroborreliosis. Neurology 45: 1663–1670

Wilske B et al. (2000) Lyme-Borreliose. MiQ Qualitätsstandards in der mikrobiologisch-infektiologischen Diagnostik (früher: Verfahrensrichtlinien für die mikrobiologische Diagnostik) 12

Zettl UK, Lehmitz R, Mix E (Hrsg) (2005) Klinische Liquordiagnostik. de Gruyter, Berlin New York

Neurolues

Die Neurosyphilis ist keine isolierte Infektion des ZNS, sondern eine spezifische Organmanifestation einer systemischen Infektionskrankheit. Zur Ausschlussdiagnostik reichen daher negative Serumbefunde aus. Liquoruntersuchungen sind dagegen zum

Nachweis der Neurolues unerlässlich. Sie müssen immer parallel im Zusammenhang mit den Ergebnissen der Serumuntersuchung bewertet werden. Zu diesem Zweck müssen Liquor und Serum zeitgleich entnommen werden. Die serologische Diagnostik erfolgt nach dem Stufenschema Suchtest (TPHA, IgG-EIA), Bestätigungstest (FTA-Abs oder IgG-Immunoblot), Aktivitätsmarker (VDRL-Titer, FTA-Abs-IgM, IgM-EIA oder -Immunoblot). Die serologischen Untersuchungen können prinzipiell nicht unterscheiden zwischen der klassischen, sexuell übertragbaren Syphilis auf der einen Seite, und der endemischen Syphilis (Bejel), der Frambösie (Yaws) und der durch T. carateum verursachten Pinta auf der anderen Seite. Nur die sexuell übertragbare Syphilis ruft eine Neurolues hervor. Klinische, anamnestische und epidemiologische Informationen müssen zur Differentialdiagnose herangezogen werden. Die Abgrenzung gegenüber kreuzreagierenden Borrelienantikörpern gelingt mit Hilfe spezifischer Immunoblots mit hoher Zuverlässigkeit, während der FTA-Abs störanfälliger ist.

Bei Verdacht auf eine ZNS-Manifestation einer Lues erfolgt die Einschätzung des Liquorflusses (Schrankenfunktion) wie üblich über den Albuminquotienten. Der Nachweis einer intrathekalen Treponemenantikörpersynthese wird v. a. durch die Bestimmung des intrathekal produzierten Treponema-pallidum-Antikörper-Index ITpA geführt:

Treponemen-IgG: Gesamt-IgG (Liquor)/Treponemen-IgG: Gesamt-IgG (Serum)

Methodisch kommen Titerbestimmungen im TPHA- und FTA-Abs-Test in Frage; exakter wird die Bestimmung im quantitativen IgG-EIA unter Bezug auf eine Standardkurve. Als Normalwert des ITpA gilt 1,0, mit einem Streubereich von 0,5–2,0. Werte über 3,0 gelten als beweisend für eine intrathekale Antikörpersynthese gegen Treponemen. Wird der ITpA mit Hilfe von Titerstufen berechnet, gilt aufgrund der höheren Ungenauigkeit erst ein Wert >4 als Nachweis

Tabelle 16. Wertigkeit verschiedener Liquorparameter in der Diagnostik der Neurolues

Methode	Diagnose sichernd	Differentialdiagnose relevant	Therapie entscheidend
Zellzahl	●		●
Zelldifferenzierung	●		
Blut-Liquor-Schranke Gesamtprotein Q_{Alb}	● ●		●
Humorale Immunreaktion Intrathekale IgG-Synthese Intrathekale IgM-Synthese Intrathekale IgA-Synthese Oligoklonale Banden	● ●	● ●	
Laktat Glukosequotient		● ●	
ItpA	●		
Im Serum: – TPHA – FTAabs – VDRL – Treponema pallidum IgG – Treponema pallidum IgM *Im Liquor:* – VDRL			● ●

einer Neurolues (www.dgn.org). In der isoelektrischen Fokussierung werden dann auch oligoklonale Banden im Liquor nachweisbar. Mit einem ausreichend sensitiven EIA-Test ist eine entsprechende Bestimmung des IgM-Quotienten möglich, der aber für die Diagnostik von untergeordneter Bedeutung ist. Selbst bei negativem oder grenzwertigem Antikörperindex kann jedoch die Diagnose einer wahrscheinlichen Neurolues klinisch gestellt werden, wenn typische neurologische oder psychiatrische Zeichen einer Tabes dorsalis oder einer progressiven Paralyse in Verbindung mit einer lymphozytären Pleozytose, einer gestörten Blut-Liquor-Schranke, eine intrathekale IgG-Synthese, der Nachweis von TPHA oder FTAabs im Serum und ein klinisches oder laborchemisches Ansprechen auf eine Penicillin-Therapie vorliegen (www.dgn.org).

Dem Erregernachweis im Liquor mit Hilfe molekularbiologischer Nukleinsäure-Amplifikationsverfahren (PCR) kommt dagegen wegen seiner geringen Sensitivität nur eine untergeordnete Rolle zu (Hay, Moskophidis).

Der Nachweis einer intrathekalen Synthese von Treponemen-Antikörpern ist nicht gleichbedeutend mit dem Nachweis einer floriden Neurolues. Auch bei ausgeheilten bzw. ausreichend therapierten Residualzuständen bleibt eine intrathekale Antikörpersynthese oft über viele Jahre, nicht selten lebenslang erhalten. Zur Beurteilung einer Krankheitsaktivität und Therapiebedürftigkeit sind deshalb neben Serumbefunden (VDRL, IgM) auch nicht erregerspezifische Kriterien wie die Zellzahl und -differenzierung im Liquor sowie die Schrankenfunktion heranzuziehen. Nach erfolgreicher antibiotischer Therapie sind Zellzahl und Schrankenfunktionsstörung innerhalb von Wochen bis Monaten rückläufig, VDRL und Treponem-IgM innerhalb eines Jahres (Marra).

Literatur

DGN: Leitlinien der Deutschen Gesellschaft für Neurologie. www.dgn.org

Hagedorn H-J (2001) Syphilis. In: MiQ, Qualitätsstandards in der mikrobiologisch-infektiologischen Diagnostik Nr. 16. Urban und Fischer, München Jena

Müller F, Hagedorn H-J (1998) Syphilis. In: Thomas L (Hrsg) Labor und Diagnose; Indikation und Bewertung von Laborbefunden für die medizinische Diagnostik, 5. Aufl. TH Books Verlagsgesellschaft Frankfurt am Main, S 1232–1241

Oschmann P et al. (1997) Immunoblot as a diagnostic tool in neurosyphilis. J Lab Med 21: 37–42

RKI-Ratgeber Infektionskrankheiten – Ratgeber für Ärzte: Syphilis (Lues) www.rki.de

Neuropsychiatrischer Lupus erythematosus

Der systemische Lupus erythematodes (SLE) erzeugt unter den Kollagenosen am häufigsten neuropsychiatrische Manifestationen. Das periphere Nervensystem wird in 10–20% der Fälle betroffen, wobei Neuropathien bei SLE überwiegend infolge einer Kleingefäßvaskulitis entstehen. Krankheitsmanifestationen im Zentralnervensystem (ZNS) sind bei 40–60% der SLE-Patienten beschrieben und hinsichtlich der Pathogenese nur unvollständig verstanden. Von Bedeutung sind eine nichtinflammatorische Kleingefäßangiopathie, eine thrombophile Diathese, selten eine zerebrale Angiitis sowie auch das im Kontext mit SLE erhöhte Risiko für eine vorzeitige Arteriosklerose. Während SLE-assoziierte Serumautoantikörper, wie z. B. Antikörper gegen Cardiolipin und das Lupus anticoagulans für die erhöhte Thromboseneigung, bzw. Antikörper gegen ribosomale P-Proteine mit dem Auftreten von Psychosen in Verbindung gebracht werden, gibt es für eine pathophysiologische Bedeutung von Autoantikörpern mit Spezifität für neuronale Strukturen bisher keinen Beweis. Differentialdiagnostisch unbedingt zu berücksichtigen sind Infektionen des Nervensystems, insbesondere bei Patienten, die über lange Zeiträume oder dauerhaft mit Immunsuppressiva behandelt werden.

Diagnostisch wegweisend ist die bei SLE laborchemisch messbare allgemeine Entzündungskonstellation mit deutlicher Erhöhung von BSG und CRP in Verbindung mit Anämie, Leukopenie, Thrombopenie sowie erniedrigten Werten für C3, C4 und CH50 als Korrelat des mit der Krankheitsaktivität korrelierenden Komplementverbrauchs. Als sensitiver Laborparameter für Kollagenosen sind serologische antinukleäre Antikörper (ANA) nachweisbar. ANA haben in der Immunfluoreszenz bei SLE bevorzugt ein homogenes Muster und ihre mittels ELISA detektierbare Feinspezifität ist bevorzugt gegen doppelsträngige DNA (ds-DNA), Histone und Sm-Antigene, seltener auch gegen andere nukleäre Antigene gerichtet (Wildemann 2006) gerichtet. Bei Verdacht auf SLE-assoziierte Psychosen kann die serologische Bestimmung von Antikörpern mit Spezifität für ribosomale P-Proteine sinnvoll sein. Diese Antikörper werden bei einigen Patienten mit Psychosen gefunden und die Titer korrelieren mit der Krankheitsaktivität. Sie sind aber für Lupuspsychosen nicht spezifisch (Jennekens u. Kater 2002). Thromboembolische Schlaganfallsyndrome korrelieren mit diversen Phospholipidantikörpern (APL): Antikörper gegen Cardiolipin sowie das gegen Phospholipid-Pro-

Tabelle 17. Wertigkeit verschiedener Liquorparameter in der Diagnostik des Lupus erythematodes

Methode	Differentialdiagnose rel.	Therapie entsch.
Zellzahl	●	○
Zelldifferenzierung	●	
Blut-Liquor-Schranke Gesamtprotein	●	○
Q_{Alb}	●	●
Humorale Immunreaktion Intrathekale IgG-Synthese	●	○
Intrathekale IgM-Synthese	●	
Intrathekale IgA-Synthese	●	
Oligoklonale Banden	●	
Laktat	●	○
Glukosequotient	●	

tein-Komplexe gerichtete Lupus anticoagulans kommen bei SLE in 20–55% der Fälle vor und gelten als Risikofaktor für ischämische Schlaganfallsyndrome und venöse Thrombosen. Eine Kausalität zwischen APL und zerebraler Ischämie bei SLE ist jedoch nicht zweifelsfrei erwiesen (Jennekens u. Kater 2002).

Der Stellenwert der Liquoranalytik für die Diagnosesicherung des Neuro-SLE ist gering. Für die Diagnostik sind 5–10 ml Liquor und 5 ml einer parallel entnommenen Serumprobe ausreichend. Die Routineparameter können normal sein oder zeigen fakultativ eine leichte Pleozytose und eine Blut-Liquor-Schranken-Störung. Eine intrathekale IgG-Synthese wurde in variabler Frequenz beschrieben kommt in 17–70% der Patienten mit diversen neuropsychiatrischen SLE-Manifestationen vor, oligoklonale Banden lassen sich in 25 bis 82% der Fälle aufzeigen (Wurster et al. 1996). In mehreren Studien wurden verschiedene Zytokine, Chemokine und Komplementfaktoren sowie Antikörper gegen ribosomale P-Proteine im Liquor gemessen. Die diagnostische Relevanz dieser Parameter für die Diagnosesicherung eines Neuro-SLE ist mit Zurückhaltung zu werten, da in die Interpretation der Daten die Blut-Liquor-Schranken-Funktion nicht mit einbezogen wurde (Jacobi u. Wildemann, im Druck). Interessant ist die Beobachtung, dass bei SLE-Patienten mit neuopsychiatrischen Symptomen, aber nicht bei neurologisch unauffälligen Patienten, im Liquor als Korrelat neuronaler und astrozytärer Destruktion Neurofilamente und GFAP (gliales fibrilläres Astrozytenprotein) in erhöhten Konzentrationen nachweisbar sind (Trysberg et al. 2003). In Einzelfällen wurde bei Neuro-SLE eine intrathekale ANA-Synthese beschrieben, größere Untersuchungen hierzu stehen aus. Zur Differenzierung von Infektionen empfiehlt sich die additive Bestimmung von Procalcitonin im Serum.

Literatur

Wildemann B (2006) Systemische Vaskulitiden und Kollagenosen. In: Wildemann B, Oschmann P, Reiber HO (Hrsg) Neurologische Labordiagnostik – Referenzreihe Neurologie. Thieme, Stuttgart, S 160–164

Jennekens FGI, Kater L (2006) The central nervous system in systemic lupus erythematosus. Part 2. Pathogenetic mechanisms of clinical syndromes: a literature investigation. Rheumatology 41: 619–630

Wurster U, Sailer M, Deicher H (1996) Beteiligung des zentralen Nervensystems beim Lupus erythematodes: Eine diagnostische Herausforderung. J Lab Med 20: 497–499

Jacobi C, Wildemann B (2006) Labordiagnostik von Kollagenosen unter besonderer Berücksichtigung neurologischer Manifestationen. J Lab Med 30: 280–288

Reske D, Petereit HF, Heiss WD (2005) Difficulties in the differentiation of chronic inflammatory disease of the central nervous system- value of cerebrospinal fluid analysis and immunological abnormalities in the diagnosis. Acta Neurol Scand 112: 207–213

Trysberg E, Nylen K, Rosengren LE, Tarkowski A (2003) Neuronal and astrocytic damage in systemic lupus erythematosus patients with central nervous system involvement. Arthr Rheum 48: 2881–1887

Neurosarkoidose

Bei einer Beteiligung des Zentralnervensystems im Rahmen einer Neurosarkoidose kann es zu disseminierten Marklagerläsionen, Granulomen oder einem meningitisähnlichen Bild kommen. Entsprechend unterschiedliche Liquorbefunde können angetroffen werden: So finden sich bei parenchymatösen Formen der Neurosarkoidose oft nur gering erhöhte, wenn nicht sogar normale Zellzahl, während bei der meningitischen Form bis zu mehrere 100/µl Zellen gefunden werden. Die Zelldifferenzierung ist überwiegend lymphozytär. Insbesondere bei den meningitischen Formen können das Gesamteiweiß und der Albuminquotient im Rahmen einer Blut-Liquor-Schranken-Störung bei bis zu 73% der Patienten erhöht sein (Jakobasch u. Reichmann 2000). Ein erniedrigter Glukosequotient und ein erhöhtes Liquorlaktat

Tabelle 18. Wertigkeit verschiedener Liquorparameter in der Diagnostik der Neurosarkoidose

Methode	Differentialdiagnose rel.	Therapie entsch.
Zellzahl	●	○
Zelldifferenzierung	●	
Blut-Liquor-Schranke Gesamtprotein Q_{Alb}	● ●	
Humorale Immunreaktion Intrathekale IgG-Synthese Intrathekale IgM-Synthese Intrathekale IgA-Synthese Oligoklonale Banden	● ● ● ●	
Laktat Glukosequotient	● ●	
ACE im Liquor	●	
sIL2-Rezeptor im Liquor	○	○

finden sich in einem Teil der Fälle, gelegentlich eine intrathekale Immunglobulinsynthese, typischerweise IgA, aber auch IgG oder eine 2- oder 3-Klassen-Reaktion (Reske u. Petereit 2004). Oligoklonale Banden sind bei 37% der Patienten nachweisbar (Zajicek et al. 1999). Dabei sind die oligoklonalen Banden bei der Sarkoidose im Gegensatz zur Multiplen Sklerose glukokortikoidsensitiv. Damit kann der Liquorbefund bei der Neurosarkoidose von einem Normalbefund (etwa 30%) über unspezifische Veränderungen bis zu einem chronisch-entzündlichen Liquorsyndrom oder Befunden wie bei einer (tuberkulösen) Meningitis reichen (Tabelle 18). Um so bedauerlicher ist der Umstand, dass es keine zuverlässigen differentialdiagnostischen Tests gibt.

Eine gesicherte Neurosarkoidose lässt sich nur bioptisch diagnostizieren. Eine wahrscheinliche Neurosarkoidose kann angenommen werden, wenn neben typischen klinischen Zeichen eine systemische Sarkoidose gesichert ist und entzündliche Veränderungen im Liquor gefunden werden. In diesem Sinne verwertbare Befunde sind eine erhöhte Zellzahl, ein erhöhtes Liquoreiweiß oder eine intrathekale Immunglobulinsynthese (Zajicek et al. 1999).

Erhöhte Werte für Angiotensin-Converting-Enzym (ACE) im Serum oder Liquor haben nur eine geringe Sensitivität von unter 30–50% für den Nachweis einer Neurosarkoidose (Zajicek et al. 1999; Oksanen 1986). Ähnliches gilt für Lysozym. Die Quantifizierung von ACE wird dadurch weiter erschwert, dass sie bei bestimmten Genotypen höher ist (Homozygote für Allel D auf Chromosom 17) als bei Heterozygoten oder bei fehlendem D-Allel. Die Interpretation der ACE-Aktivität in Unkenntnis des Genotyps muss also zwangsläufig unpräzise sein (Schurmann 2003). Im Serum zeigt sich eine bessere Sensitivität von löslichem Interleukin-(IL-)2-Rezeptor für den Nachweis einer Sarkoidose. Löslicher IL-2-Rezeptor lässt sich auch im Liquor nachweisen und korreliert mit der Aktivität einer Neurosarkoidose (Petereit, Manuskript in Vorbereitung). Auch eine Abgrenzung zu erregerbedingten Meningitiden und neuroimmunologischen Krankheitsbildern scheint mit Hilfe des löslichen IL-2-Rezeptors im Liquor möglich zu sein. Der Nachweis einer Erhöhung des CD4/CD8-Quotienten im Liquor setzt eine Immunzytochemie oder Durchflusszytometrie der Liquorzellen voraus und wird immer wieder als typischer Befund diskutiert. Die Sensitivität und Spezifität dieser Methode in der Diagnostik der Neurosarkoidose ist allerdings noch nicht etabliert.

Literatur

Jakobasch E, Reichmann H (2000) Neurosarkoidose. In: Kirsten D, Magnussen H (Hrsg) Sarkoidose Up-date 2000. Interpneu Verlag, Großhansdorf
Oksanen V (1986) Neurosarcoidosis: Clinical presentation and course in 50 patients. Acta Neurol Scand 73: 283–290
Reske D, Petereit HF (2004) Differential diagnosis of chronic inflammatory diseases of the central nervous system. Cerebrospinal fluid diagnosis and immunological parameters. Nervenarzt 75: 945–952
Schurmann M (2003) Angiotensin-converting enzyme gene polymorphisms in patients with pulmonary sarcoidosis: impact on disease severity. Am J Pharmogenomics 3: 233–243
Zajicek JP, Scolding NJ, Foster O et al. (1999) Central nervous system sarcoidosis – diagnosis and management. Q J Med 92: 103–117

Neurotuberkulose

Die Tuberkulose des zentralen Nervensystems ist keine isolierte, eigenständige Infektionskrankheit, sondern die spezifische Organmanifestation einer systemischen Erkrankung. Der Infektionsweg ist praktisch immer hämatogen, von einem Streuherd (Lunge,

Tabelle 19. Wertigkeit verschiedener Liquorparameter in der Diagnostik der Neurotuberkulose

Methode	Diagnose sichernd	Differentialdiagnose relevant	Therapie entscheidend
Zellzahl	●		●
Zelldifferenzierung		●	
Blut-Liquor-Schranke			
Gesamtprotein	●		●
Q_{Alb}	●		●
Humorale Immunreaktion			
Intrathekale IgG-Synthese		●	
Intrathekale IgM-Synthese		●	
Intrathekale IgA-Synthese		●	
Oligoklonale Banden		●	
Laktat	●		●
Glukosequotient	●		●
Mikroskopischer Erregernachweis	●		
Kultureller Erregernachweis	●		●
PCR	●		●

Intestinum) ausgehend. Zusätzlich zur Liquordiagnostik einer Neurotuberkulose müssen deshalb immer die bekannten Untersuchungen zum Nachweis bzw. Ausschluss einer systemischen Tuberkulose mit herangezogen werden. Ergänzend sollten Untersuchungen zum Erfassen einer evtl. zugrunde liegenden genetischen, infektiösen oder anderweitig erworbenen Immunschwäche angestrebt werden.

Die spezifische Liquordiagnostik umfasst die üblichen Basisuntersuchungen wie Gesamteiweiß, Zellzahl, Zelldifferenzierung, Glukose und Laktat. Typische Befunde sind massiv erhöhtes Eiweiß, eine mäßige, überwiegend lymphozytäre Zellzahlerhöhung mit lymphozytär oder gemischtzelligem Zellbild sowie eine erniedrigte Liquorglukose (Liquor/Blut <0,5) bei erhöhtem Liquorlaktat. Bei der Bewertung der Albumin- und Immunglobulin-Quotientendiagramme, die parallel aus Liquor und Serum erstellt werden, gelten eine deutliche Einschränkung des Liquorflusses (Schrankenfunktionsstörung) sowie eine intrathekale IgA-Synthese (QIgA > QIgG) als charakteristisch. Auch oligoklonale IgG-Banden können nachweisbar sein, besonders in fortgeschrittenen Fällen. Die Bestimmung von Tuberkuloseantigen, Tuberkuloseantikörpern bzw. eines spezifischen Antikörperindex sind keine etablierten und validierten Methoden und daher zum jetzigen Zeitpunkt nicht angezeigt.

Die wichtigsten Liquoruntersuchungen gelten dem Erregernachweis. Sie sind zwingend zum Nachweis einer Neurotuberkulose erforderlich. Aus dem Sediment von nicht weniger als 6 ml Liquor wird eine Spezialfärbung auf säurefeste Stäbchen vorgenommen. Wegen der meist nur sehr geringen Erregerdichte ist großer Wert auf eine ausreichend lange Mikroskopierzeit (mindestens 30 min) zu legen. Zusätzlich wird die mikrobiologische TBC-Kultur ebenfalls aus ca. 5–6 ml Liquor auf mindestens zwei festen und einem flüssigen Nährmedium angesetzt und für wenigstens acht, besser zwölf Wochen bebrütet. Ergänzend sollte der Nachweis von mykobakterieller Nukleinsäure mit molekularbiologischen Amplifikationstechniken (PCR) aus weiteren 5 ml Liquor herangezogen werden, um die Nachweisempfindlichkeit zu erhöhen. Die Sensitivität der verschiedenen Methoden ist leider gering: Im Falle der Mikroskopie nach Ziehl-Neehlsen weniger als 10% und bei kultureller Erregeranzucht weniger als 20%. Am sensitivsten ist die PCR mit maximal 50% Sensitivität bei repetitiven Untersuchungen (Schmutzhardt 2000).

Literatur

DIN 58943 Tuberkulosediagnostik
DIN 58969-12 Tuberkulose-PCR
Kniehl E et al. (2001) Tuberkulöse Meningitis. In: MiQ 17 Qualitätsstandards in der mikrobiologisch-infektiologischen Diagnostik: Infektionen des Zentralnervensystems. Urban und Fischer, München
Küchler R et al. (1998) Tuberkulose. In: MiQ 5 Qualitätsstandards in der mikrobiologisch-infektiologischen Diagnostik. Gustav Fischer, Stuttgart
RKI-Ratgeber Infektionskrankheiten – Ratgeber für Ärzte: Tuberkulose: www.rki.de
Schmutzhardt E (2000) ZNS-Tuberkulose und ZNS-Kryptokokkose. In: Schmutzhardt E (Hrsg) Entzündliche Erkrankungen des Nervensystems. Thieme, Stuttgart New York, S 87–101
Thwaites GE, Chau TT, Farrar JJ (2004) Improving the bacteriological diagnosis of tuberculous meningitis. J Clin Microbiol 42: 378–379
Thwaites GE, Chau TT, Stepniewska K et al. (2002) Diagnosis of adult tuberculous meningitis by use of clinical and laboratory features. Lancet 360: 1287–1292

Tabelle 20. Wertigkeit verschiedener Liquorparameter für die Diagnostik und Therapie der Radikulitis

Methode	Differentialdiagnose rel.	Therapie entsch.
Zellzahl	●	
Zelldifferenzierung	●	
Blut-Liquor-Schranke Gesamtprotein Q_{Alb}	● ●	
Humorale Immunreaktion Intrathekale IgG-Synthese Intrathekale IgM-Synthese Intrathekale IgA-Synthese Oligoklonale Banden	● ● ● ●	
Laktat Glukosequotient	○ ○	
AI	●	●
PCR	●	●

Radikulitis

Hinweis. Die Polyradikulitis Guillain-Barré, die Neuroborreliose und die Fazialisparese sind mit gesonderten Einträgen abgehandelt.

Zu den Radikulitiden gehören Entzündungen der lumbalen oder zervikalen Nervenwurzeln, aber auch der Hirnnerven. Sie können durch eine Liquoruntersuchung von Radikulopathien mit nicht entzündlichen Ursachen, wie Bandscheibenvorfällen, degenerativen Veränderungen (z. B. Spondylarthrose), Raumforderungen (Tumor, Blutung) und so genannte pseudoradikulären Schmerzen bei orthopädischen Problemen (z. B. Coxarthrose) abgegrenzt werden. Radikulopathien im Rahmen eines Diabetes mellitus können die für diese Erkrankung charakteristische leichte Schrankenstörung zeigen.

Radikuläre Schmerzen sind häufig das einzige Symptom einer frühen Neuroborreliose. Nicht selten kommt es in dieser Situation zunächst zu der Fehldiagnose Bandscheibenvorfall und mitunter auch zu entsprechenden, vorhersehbar jedoch erfolglosen, Operationen (Berthele et al. 2004). Erst wenn im weiteren Verlauf gegebenenfalls typische Hirnnervenausfälle (zu 80% N. facialis) hinzukommen und das Bild einer Meningopolyradikultis (Morbus Bannwarth) komplettieren, drängt sich klinischerseits der Verdacht auf eine Neuroborreliose auf. Obwohl die klinischen Merkmale einer Meningitis (Fieber, Kopfschmerzen, Meningismus) fehlen, zeigt der Liquor schon bei der frühen Neuroborreliose das klassische Bild mit einer Pleozytose bis 500 Zellen/µl, ausgeprägter Schrankenstörung und intrathekaler Immunglobulinsynthese mit oligoklonalen Banden und IgM Dominanz.

Als weitere seltenere bakterielle Erreger bei Radikulitiden sind Treponema pallidum, Mycoplasma pneumoniae und Brucellosen zu nennen. Gleichermaßen sind spinale Abszesse und Spondylodiszitis auszuschließen. Virale Radikulitiden werden vor allem durch VZV und HSV, seltener durch EBV und CMV verursacht.

Literatur

Berthele A, Tölle TR (2004) Schmerzen bei Neuroborreliose. MMW-Fortschr Med 146: 671–676

Subarachnoidalblutung

Trotz moderner bildgebender Verfahren kommt der Liquoranalytik in der Diagnostik einer Subarachnoidalblutung zumindest eine ergänzende Bedeutung zu. Dies betrifft insbesondere kleinere oder ältere Blutungen, die im CT nicht erkannt werden (ca. 10–20% der Fälle), ferner ggf. auch eine Altersabschätzung, wenn mehrere Blutungsereignisse vermutet werden bzw. eine Nachblutung erkannt werden soll, darüber hinaus das Erreichen einer möglichst hohen Ausschlusswahrscheinlichkeit bei nicht erklärbaren Kopfschmerzsyndromen. Die diagnostische Beurteilung muss dabei einerseits die Möglichkeit einer artifiziell blutigen Punktion mit entsprechender Verfälschung der Befunde sowie andererseits die starke Stadienabhängigkeit der zu erwartenden Liquorveränderungen ins Kalkül ziehen.

Für den Fall, dass der Punkteur eine traumatische Punktion annehmen muss bzw. eine ungleichmäßige blutige Tingierung des Liquors beobachtet, sollten 5–10 ml in 3 Röhrchen zur getrennten Zell- und Erythrozytenzählung abgenommen werden (sog. 3-Gläser-Probe) sowie zeitgleich auch 5 ml Serum und EDTA-Blut. Umgekehrt kann bei typischer Kopfschmerzanamnese oder gar Blutnachweis im CT ein

Tabelle 21. Zeitlicher Verlauf verschiedener Liquorbefunde nach SAB

	<12 h	12 h bis 3 Tage	>3 Tage
Reizpleozytose	+++	++	+
Erythrozyten	+++	++	+
Oxy-Hb	+	+++	+
Erythrophagen	+	++	
Bilirubin	(+)	++	+++
Siderophagen		+	++
Ferritin	+	++	+++
Hämatoidinkristalle		(+)	++

Tabelle 22. Wertigkeit verschiedener Liquorparameter für die Diagnose einer SAB

Methode	Diagnose sichernd	Differentialdiagnose relevant	Therapie entscheidend
Zellzahl		●	
Zelldifferenzierung	●	●	●
Blut-Liquor-Schranke Gesamtprotein Q_{Alb}		○ ○	
Humorale Immunreaktion Intrathekale IgG-Synthese Intrathekale IgM-Synthese Intrathekale IgA-Synthese Oligoklonale Banden		○ ○ ○ ○	
Laktat Glukosequotient		○ ○	
Liquor nativ	●		●
3-Gläser-Probe		●	
Ferritin	●		●

gleichmäßig blutiger Liquor bereits ausreichend, um in der Notfallsituation die Diagnose SAB ausreichend zu belegen und z. B. von einer Meningitis abzugrenzen; die Xanthochromie ist jedoch ein unsicheres Kriterium und insbesondere bei Vorliegen einer deutlichen Schrankenstörung nicht verwertbar.

In allen Zweifelsfällen ist somit weitere Diagnostik erforderlich (differentielle Zell- und Erythrozytenzählung im Vergleich zum peripheren Blut, Zytologie gegebenenfalls im Vergleich zum Differentialblutbild, Ferritin).

Die Sensitivität insbesondere der zytologischen Befunde und deren Unterscheidbarkeit von einer artifiziellen Blutkontamination ist entscheidend stadienabhängig. Die initiale, überwiegend granulozytäre Reizpleozytose ist nur durch Vergleich mit dem Blutbild sicher von einer lediglich passiven Verschleppung von Leukozyten zu unterscheiden. Die Erythrophagozytose beginnt mit ortsständigen Monozyten bzw. Makrophagen nach ca. 3–4 h und erreicht nach Einwanderung weiterer Zellen nach 12–24 h ihren Höhepunkt, vereinzelt bei „Phagozytosehemmung" auch deutlich später. Dies ist zu berücksichtigen, wenn in Ausnahmefällen die Diagnose einer frischen, CT-negativen SAB vom Nachweis dieser Erythrophagozytose entscheidend abhängt, was jedoch durch die insgesamt sensitivere Ferritinbestimmung wieder relativiert wird, die allerdings in den ersten 3 Tagen in Einzelfällen ebenfalls noch diagnostisch falsch-negativ sein kann. Mit Abbau des Hämoglobins wird überschüssiges Eisen in seine Speicherformen Ferritin und Hämosiderin überführt, was spätestens nach 3–4 Tagen zu einem zweiten kräftigen Ferritinanstieg sowie dem Auftreten von Siderophagen führt; Hämatoidinkristalle treten gehäuft nach ca. 1 Woche auf. Zu diesem Zeitpunkt ist dann der Erythrozyten- und Granulozytenanteil bereits stark abgefallen; Siderophagen und Ferritinanstieg können über die Resorption der Blutung hinaus Wochen bis Monate persistieren. Insgesamt erweist sich Ferritin als der sensitivste Blutungsmarker (ca. 98% bei 15 ng/ml; Spezifitätsniveau 95%) und ist damit vor allem auch für die Ausschlussdiagnostik geeignet; die Zytologie erhöht die differentialdiagnostische Spezifität (z. B. Abgrenzung von hämorrhagischen Entzündungen, Tumorblutungen) und ermöglicht eine Altersabschätzung und ggf. das Erkennen einer Rezidivblutung.

Charakteristische, wenn auch unspezifische Begleitphänomene sind eine ausgeprägte Blut-Liquor-Schranken-Störung und ein anaerober Glukosestoffwechsel.

Literatur

Felgenhauer K, Beuche W (1999) Labordiagnostik neurologischer Erkrankungen. Thieme, Stuttgart

Kluge H, Wieczorek V, Linke E, Zimmermann K, Witte O (2005) Atlas der praktischen Liquorzytologie. Thieme, Stuttgart

Wick M, Wick M, Pfister HW (1999) Ferritin and iron metabolism in cerebrospinal fluid (CSF) after subarachnoid hemorrhage (SAH). Clin Chem Lab Med 37: Suppl 77

Zettl U, Lehmitz R, Mix E (Hrsg) (2005) Klinische Liquordiagnostik, 2. Aufl. de Gruyter, Berlin New York

Ventrikulitis

Vor allem bei externen Ventrikeldrainagen stellt sich häufig die Frage nach einer Infektion der Ventrikelräume. Typische Befunde sind eine granulozytäre Pleozytose mit Erhöhung von Liquoreiweiß, evtl. auch -laktat. Dabei ist der lumbale Liquor bei der Frage nach einer Shunt-assoziierten Ventrikulitis wesentlich weniger aussagekräftig als ventrikulärer Liquor (Schmutzhardt 2000). Nichtgranulozytäre Pleozytosen können bei chronischen Reizzuständen als Antwort auf die Liquordrainage oder aber in den Liquorraum instillierte Medikamente beobachtet werden. Typisch für eine Fremdkörperreaktion sind Makrophagen und Eosinophile im Liquor. Idealerweise lassen sich die verursachenden Erreger, am häufigsten (65–85% grampositive Haufenkokken, im Grampräparat mikroskopisch nachweisen (Schmutzhardt 2000). Für die Kontrolle des Therapieerfolges werden wiederholte Zellzählungen notwendig. Bei der Bestimmung von Gesamteiweiß und Albuminquotient ist zu beachten, dass die Normalwerte im Ventrikel niedriger liegen als im lumbalen Liquor (Kluge u. Kalff 2005). Der Umrechnungsfaktor für den Albuminquotienten im Ventrikelliquor beträgt 0,4 (Reiber 2005). Schwierigkeiten ergeben sich bei den oft massiv blutkontaminierten Liquorproben in der Abgrenzung zwischen einer granulozytären Pleozytose durch die Blutkontamination und einer echten granulozytären Pleozytose als Antwort auf die Keimbesiedlung. Hier ist es hilfreich, das Verhältnis von Leukozyten zu Erythrozyten im Liquor und im Vollblut zu vergleichen. Der so genannte Zellindex wird als Quotient aus dem Leukozytenquotienten (Liquor:Blut) und dem Erythrozytenquotienten (Liquor:Blut) gebildet (Tabelle 23). Werte größer 4 sprechen für eine beginnende Ventrikulitis (Schmutzhardt 2000). Auf eine sterile Liquorentnahme ist größter Wert zu legen, um nicht durch eine Kontamination fälschlicherweise eine Infektion der Ventrikel mit Bakterien vorzutäuschen.

Leitlinie Liquordiagnostik

Tabelle 23. Wertigkeit verschiedener Liquorparameter bei der Diagnostik der Ventrikulitis

Methode	Diagnose sichernd	Differentialdiagnose relevant	Therapie entscheidend
Zellzahl	●		●
Zelldifferenzierung		●	
Blut-Liquor-Schranke Gesamtprotein Q_{Alb}	● ●		
Humorale Immunreaktion Intrathekale IgG-Synthese Intrathekale IgM-Synthese Intrathekale IgA-Synthese Oligoklonale Banden			
Laktat Glukosequotient	●		
Mikroskopischer Erregernachweis	●		

Um eine Beurteilung der zellulären Bestandteile zu erlauben, empfiehlt es sich, die ersten 3–5 ml aus der Drainage zu verwerfen.

Berechnung und Aussage des Zellindexes:

$$\frac{\text{(Leukozyten im Liquor} \times \text{Erythrozyten im Blut)}}{\text{(Leukozyten im Blut} \times \text{Erythrozyten im Liquor)}}$$

< 4 → Blutbeimengung
> 4 → Blutbeimengung + Ventrikulitis

Literatur

Kluge H, Kalff R (2005) Besonderheiten des Ventrikelliquors. In: Zettl UK, Lehmitz R, Mix E (Hrsg) Klinische Liquordiagnostik. de Gruyter, Berlin New York

Reiber H (2005) Proteindiagnostik. In: Zettl UK, Lehmitz R, Mix E (Hrsg) Klinische Liquordiagnostik. de Gruyter, Berlin New York

Schmutzhardt E (2000) Shuntassoziierte Ventrikulitis. In: Schmutzhardt E (Hrsg) Entzündliche Erkrankungen des Nervensystems. Thieme, Stuttgart

Anhang

Normalwerte

Parameter	Referenzbereich	Einheit
β-Amyloid	>640 (laborinterne Referenzwerte beachten)	ng/l
Albuminquotient	Altersabhängig[a]	
Antikörperindex	<1,5	
Gesamteiweiß	150–450	mg/l
Glukosequotient	>0,6	
Laktat	1,2–2,1	mmol/l
Tau	<250 (laborinterne Referenzwerte beachten)	ng/l
Zellzahl	<5,0	/µl
Zellbild	Lymphomonozytär (Monozyten <30%)	

[a]Für den oberen Grenzwert des Albuminquotienten kann näherungsweise die folgende Formel herangezogen werden: $Q_{Alb} < (4 + Alter/15) \times 10^{-3}$

Weiterführende Literatur

Diagnostische Liquorpunktion (2005) In: Diener HC et al. (Hrsg) Leitlinien für Diagnostik und Therapie in der Neurologie. 3. Aufl. Thieme, Stuttgart

Diener HC, Hacke W (Hrsg) (2002) Leitlinien für Diagnostik und Therapie in der Neurologie. Thieme, Stuttgart

Felgenhauer K, Beuche W (1999) Labordiagnostik neurologischer Erkrankungen. Thieme, Stuttgart

Kleine TO (2007) Stichworte über Liquordiagnostik. In: Gressner AM, Arndt T (Hrsg) Lexikon der Medizinischen Laboratoriumsdiagnostik, Bd 1: Klinische Chemie. Springer, Berlin Heidelberg New York

Kluge H, Wieczorek V, Linke E, Zimmermann K, Witte O (2005) Atlas der praktischen Liquorzytologie. Thieme, Stuttgart

Reiber H (2005) Liquordiagnostik. In: Thomas L (Hrsg) Labor und Diagnose, 6. Aufl. TH Books Verlagsgesellschaft, Frankfurt

Wildemann B, Oschmann P, Reiber H (Hrsg) (2006) Neurologische Labordiagnostik. Thieme, Stuttgart

Zettl U, Lehmitz R, Mix E (Hrsg) (2005) Klinische Liquordiagnostik, 2. Aufl. de Gruyter, Berlin New York

Zettl UK, Tumani H (2005) Cerebrospinal fluid and multiple sclerosis. Blackwell Publishing, Oxford

Glossar

ACE	Angiotensin Converting Enzyme
ADEM	Akut demyelinisierende Enzephalomyelitis
AI	Antikörperindex
BLS	Blut-Liquor-Schranke
CD	Cluster of Differentiation
CMV	Zytomegalovirus
EBV	Epstein-Barr-Virus
EIA	Enzymimmunoassay
ELISA	Enzyme-linked immunosorbent assay
FTA abs	Fluoreszenz-Treponema-Antikörper-Absorptionstest
GBS	Guillain-Barré-Syndrom
HSV	Herpes-simplex-Virus
Ig	Immunglobulin
ITpA	Treponema-palladium-Antikörperindex
OKB	Oligoklonale Banden
PCR	Polymerasekettenreaktion
QAlb	Albuminquotient
MS	Multiple Sklerose
NAT	Nukleinsäure-Amplifikationstechnik
NMO	Neuromyelitis optica
TPHA	Treponema-pallidum-Hämagglutinationstest
VDRL	Veneral Disease Research Laboratory
VZV	Varizella-zoster-Virus
WB	Western Blot
ZNS	Zentralnervensystem

Teil II:

Ausgewählte Methoden der Liquordiagnostik und Klinischen Neurochemie

Vorbemerkung zur Gliederung

Die Parameter sind in drei Kategorien eingeteilt:
I Notfall-/Grundprogramm der Liquordiagnostik
II Spezialuntersuchungen mit gesicherter bzw. ergänzender diagnostischer Bedeutung
III Methoden im Erprobungs- und Forschungsstadium, umstrittener Relevanz oder nicht-standardisierter Methodik.

Eine möglichst einheitliche Darstellung der einzelnen Parameter wurde nach folgenden Kriterien versucht:
- Indikation: Wenngleich die ausgewählten Parameter unsere Einschätzung der klinischen Relevanz widerspiegeln, so haben wir dennoch darauf verzichtet, lehrbuchartig die Indikationen für die einzelnen Parameter ausführlich darzustellen.
- Präanalytik/Abnahmebedingungen weist nur im Einzelfall (z. B. Zytologie) auf besondere Sorgfaltspflichten hin. Sonst gelten die Standardabnahmebedingungen.
- Methoden repräsentieren, soweit angegeben, die derzeit häufig verwendeten Verfahren.
- Referenzwertebereiche bedürfen der methodenabhängigen oder laborabhängigen Variation.
- Anmerkungen beziehen sich auf labororientierte Kommentare, die für die qualifizierte Messung eines Parameters notwendig sind.
- Beurteilung umfasst ergänzende Bemerkungen zur Charakterisierung des Referenzwertebereichs und zur klinisch-orientierten Beurteilung pathologischer Befunde.
- Literaturzitate (in Klammern) beziehen sich primär auf methodisch-orientierte Arbeiten und sind über die Herausgeber erhältlich, Übersichtsartikel und Bücher sind am Ende aufgelistet. Eine repräsentative Wiedergabe der z. T. kontroversen wissenschaftlichen Diskussion um die klinische Wertigkeit konnte in diesem Zusammenhang nicht geleistet werden.

Standardabnahmebedingungen/Präanalytik von Liquor und Serum

Für eine umfassende Liquordiagnostik (zellulär/humoral) sollten 5–10 ml Liquor und 5 ml Blut (Serumgewinnung) zur Verfügung stehen. Ergibt die visuelle Beurteilung des Liquors den Verdacht auf Blutkontamination, ist zum Ausschluss oder zur Bestätigung einer artefiziellen Blutkontamination der Liquor in mehreren Portionen (mindestens 2) zu gewinnen (Reihenfolge auf Probenröhrchen festhalten). An die Probengefäße für Liquor sind bezüglich des Materials und ggf. der Form bestimmte Anforderungen zu stellen (Sterilität, Plastikmaterial, Spitzröhrchen, Schraubverschluss). Liquor und Serum sollten etwa zur gleichen Zeit entnommen werden (Steady State). Für die Liquorzytologie muss der Liquor so schnell wie möglich ins Labor gebracht werden. Spätestens nach 2 h müssen die Zellen gezählt und die zytologischen Präparate erstellt sein. Wird diese Bedingung nicht eingehalten, ist mit einer fehlerhaften Zellzahl und Zelldifferenzierung zu rechnen; v. a. die Autolyse von Granulozyten führt dann zu Fehlinterpretationen.

Zum Notfallprogramm (ärztlicher Bereitschaftsdienst) gehört die Anfertigung von mindestens einem zytologischen Präparat (besser zwei für eventuelle Zusatzfärbungen wie Gram-Färbung oder Berliner-Blau-Färbung). Die Präparate können auch erst am folgenden Tag durch das Laborpersonal gefärbt und ausgewertet werden. Im Rahmen der Notfalluntersuchung wird die zytologische Beurteilung oft schon in der Zählkammer nach Anfärbung der Zellen vorgenommen. Sicherer kann die Abgrenzung granulozytärer und lymphozytärer Pleozytosen auf farbbeschichteten Objektträgern (Testsimplets) vorgenommen werden. Falls der Liquor nach Absolvierung eines Notfallprogramms nicht innerhalb der folgenden 2 h zur weiteren Untersuchung in das Liquorlabor kommt, ist er bei 4 °C zu lagern, um so die unvermeidlichen Verfälschungen in Grenzen zu halten.

Um v. a. bei zellarmen Liquores ein ausreichendes Zellangebot für die zytologische Diagnostik (einschließlich Sonderfärbungen und Immunzytologie) zu haben, sind die Zellen aus der gesamten Liquorprobe zu gewinnen (Vorzentrifugation des Liquors ca. 15 min bei 200 × g). Erst anschließend wird der zellfreie Liquor auf andere Arbeitsplätze verteilt. Für die Proteinanalytik, die innerhalb der nächsten Tage bearbeitet wird, ist eine Lagerung bei 4 °C hinreichend (Einfrieren kann z. B. bei nephelometrischer IgM-Bestimmung problematisch sein). Nur längerfristig werden Liquor und Serum bei –80 °C gelagert, wobei die Proben möglichst so zu portionieren sind, dass ein mehrfaches Auftauen und Einfrieren vermieden wird. Der Probenversand (Liquor und Serum) für die Bestimmung humoraler Parameter kann in der Regel ungekühlt stattfinden, wenn die Bestimmungen unmittelbar nach Versand erfolgen. Ist dies nicht der Fall, so ist Transport auf Trockeneis vorzuziehen.

Als Grundregel ist zu beachten, dass hinsichtlich der Präanalytik für jeden Parameter eine Einzelfallprüfung vorzunehmen ist (u. a. PCR, NSE, Virusisolierung, Bakterienkultur, Immunzytologie).

Notfall- und Grundprogramm der Liquordiagnostik

Visuelle Beurteilung der Liquorprobe [31–32]

Indikation. Jede Liquorprobe sollte einer visuellen Beurteilung unterzogen werden.

Methode. Visuelle Beurteilung von:
- Klarheit bzw. Grad einer Trübung
- Farbe
- Gerinnselnachweis oder Gerinnungszeichen

Teststreifen zum semiquantitativen Nachweis von Erythrozyten, Leukozyten (Granulozyten) Hämoglobin und Bilirubin unterstützen die visuelle Beurteilung der Liquorprobe.

Referenzwertebereich. Der Normalliquor ist wasserklar und farblos. Die Teststreifenauswertung ist negativ.

Anmerkungen. Nur glasklare und farblose Probenröhrchen erlauben eine visuelle Beurteilung des Liquors.

Beurteilung
- Trüber Liquor:
  1. Rosige Trübung ab ca. 1000 Erythrozyten/µl (= 1000 Mpt/l).
  2. Opalweiße Trübung (auch gelb-grün) ab ca. 1000 Leukozyten/µl (selten durch Bakterien verursacht).
- Liquorfarbe:
  1. Hämolytischer Liquor
  2. Kirschrote Farbe nach Entzellung zeigt freies Oxyhämoglobin an
  3. Mit Hilfe von Teststreifen wird Hämoglobin bereits im farblosen entzellten Liquor nachgewiesen
  4. In artefiziell blutigen Liquorproben wird Hämoglobin frühestens 2 Stunden nach Entnahme nachgewiesen.
  5. Bei Blutungen in die Liquorräume wird Hämoglobin frühestens etwa 4 Stunden nach dem Blutungsereignis nachgewiesen.
  6. In Abhängigkeit vom zeitlichen Abstand der Blutung kann der Liquor von braunrot bis xanthochrom gefärbt sein.
  7. Xantochromer Liquor. Der Grund einer xanthochromen Verfärbung des Liquors kann unterschiedlicher Ursache sein (Hämoglobin, Bilirubin u. a.).
- Gerinnsel:
  1. Weiß-gelbliche Gerinnsel („Spinngewebsgerinnsel") werden in der Regel nur bei sehr starker Proteinvermehrung (größer 3000 mg/l) beobachtet, sie können durch Blutkontamination in abgestufter Form eine Rotfärbung aufweisen.
  2. Starke artefizielle Blutkontaminationen zeigen massive Gerinnungszeichen.

Zellzahl im Liquor [31–33]

Indikation. Die Zellzahl ist grundsätzlich in jedem Liquor zu bestimmen. Besonderen Stellenwert hat die Zellzahl u. a. für die Diagnostik und Verlaufskontrolle entzündlicher Erkrankungen, für die Diagnostik von intrazerebralen Blutungen, primären und sekundären Tumoren sowie Infiltration bei hämatologischen neoplastischen Erkrankungen. Die Zellzahl ist ein guter Indikator für die Therapiekontrolle von Erkrankungen des Nervensystems.

Methode
- *Fuchs-Rosenthal-Zählkammer:* Leukozyten- und Erythrozytenzählung nach Anfärbung mit Vitalfarbstoffen (z. B. Methylenblau, Toluidinblau).
- *Fuchs-Rosenthal-Zählkammer:* Zählung aller Zellen (Leukozyten/Erythrozyten) im Nativliquor. Zählung der Leukozyten nach Erythrozytenlyse (ungefärbt/gefärbt). Berechnung der Erythrozytenzahl.
- *Automaten (Hämatologie):* Die automatische Zählung der Liquorzellen ist insbesondere bei hohen Zellzahlen unter Verwendung geeigneter „offener" Blutzellzählgeräte möglich.

Bei gleichem Zahlenwert werden folgende Einheiten für die Zellzahl verwendet: Zellen/µl oder Mpt/l. Zellen/µl hat sich international durchgesetzt [1] obwohl als SI-Einheit Mpt/l vorgeschlagen wurde. Die historisch durch die Benutzung der Fuchs-Rosenthal-Zählkammer (3 µl Auszählvolumen) bedingte Angabe in 1/3 Zellen ist auch in Deutschland inzwischen weniger gebräuchlich.

Referenzwertebereich. *Leukozyten:*
- Erwachsene (lumbal)   0–4/µl
- Erwachsene (subokzipital)   0–3/µl
- Erwachsene (ventrikulär)   0–1/µl
- Frühgeborene (lumbal)   0–15/µl
- Neugeborene (lumbal)   0–10/µl
- 3 Monate bis 15 Jahre (lumbal)   0–5/µl

Erythrozyten: Im Normalliquor nicht vohanden.

Anmerkungen. Nach 2-stündiger Lagerung der Liquorprobe bei Zimmertemperatur nimmt die Zellzahl durch Autolyse unkontrollierbar ab. Die Autolyse betrifft insbesondere die Granulozyten. Lymphozyten zeigen eine wesentlich größere Stabilität. Vor Zellzählungen sind die Zellen sorgfältig (möglichst schonend) zu resuspendieren. Die Zellen adhärieren stärker an Glasmaterialien als an Polystyrol.

Beurteilung. Bei artefiziell blutigen Liquorproben kann die Leukozytenzahl auf Grundlage der Erythrozytenzahl näherungsweise korrigiert werden (Subtraktion von 1/µl Leukozyten auf 1000/µl Erythrozyten). Artefizielle Blutkontamination wird durch einen Abfall der Erytrozytenzahl in der Reihenfolge der Portionen angezeigt (Differenz zwischen erster und letzter Probe). Bei einer Blutung in die Liquorräume ist dies nicht der Fall (Anstieg ist möglich). Erythrozyten mit Stechapfelform sind nicht beweisend für eine intrazerebrale Blutung.

Zelldifferenzierung [66–68]

Indikation. Die lichtmikroskopische Differenzierung der Liquorzellen nach morphologischen Kriterien ist unverzichtbarer Bestandteil des Grundprogramms der Liquordiagnostik und wird unabhängig von der jeweilig ermittelten Zellzahl durchgeführt.

Abnahmebedingungen. Frischer Liquor cerebrospinalis wird nach erfolgter Zellzählung möglichst umgehend, spätestens jedoch nach 2 Stunden zur Anfertigung zytologischer Präparate eingesetzt.

Methode
1. Sedimentkammer nach SAYK
2. Zytozentrifugationstechnik (versch. Varianten)
3. Membranfilterverfahren

Zur Differenzierung werden die liquorzytologischen Präparate der panoptischen Färbung nach Pappenheim (May-Grünwald/Giemsa) oder einer identischen Häma-Schnellfärbung unterzogen. Nach Erfordernis können unter Einsatz zusätzlicher Präparate weitere Spezialfärbungen durchgeführt werden (u. a. Berliner-Blau-Färbung/Hämosiderinnachweis; Methylblau- bzw. Gram-Färbung/Bakteriennachweis; Alcian blau-Färbung/Mykosen; Peroxidase, Esterase, saure Phosphatase, PAS/Charakterisierung von neoplastischen Zellen; PAS-Färbung/Morbus Whipple). Eine weitere Zellcharakterisierung erfolgt immunzytochemisch (u. a. aktivierte B-Lymphozyten/intrazelluläre Immunglobuline/polyspezifisch und monospezifisch; Zellphänotypisierung/neoplastische Zellen, Lymphozytensubpopulationen).

Referenzwertebereich. Die Relativanteile der Liquorzellpopulationen im normalen Liquor werden durch verschiedene Zellpräparationstechniken unterschiedlich ausgewiesen. Auch die Vorbehandlung der

Objektträger mit Polykationen beeinflusst das Differenzierungsergebnis. Im normalen Liquor finden sich Lymphozyten und Monozyten, gelegentlich Grenzflächenzellen (Ependym- und Plexuszellen). Die Referenzbereiche für Lymphozyten variieren in Abhängigkeit von der Zellpräparationstechnik zwischen 50 und 90%, entsprechend für die Monozyten zwischen 10 und 50%.

Anmerkungen. Zur Aufbewahrung gefärbter Präparate sollten nur weitgehend inerte und zuverlässig säurefreie Einbettungsmedien benutzt werden.

Beurteilung. Das Liquordifferentialzellbild gibt in Abhängigkeit von Prozesslokalisation und Erkrankungsstadium Auskunft über Art und Ausmaß einer ZNS-Schädigung bei oder nach Entzündung, Blutung, Trauma und Raumforderung, wobei im Wesentlichen krankheitsunspezifische Befunde erhalten werden. Ausnahmen hiervon sind der Nachweis von Erythro- bzw. Hämosiderophagen nach Blutungen, von Bakterien und Bakteriophagen bei purulenten Meningitiden, von Tumorzellen bei primären und sekundären Hirntumoren sowie von Liquorzellen nach immunzytologischen Markeranalysen und der Nachweis von immunkompetenten Zellen mit erregerspezifischer Antikörperproduktion.

Erregerschnellnachweis

Indikation. Diagnostische Eingrenzung der Genese akuter Meningitiden mit der Zielsetzung einer frühen und gezielten medikamentösen Therapie.

Abnahmebedingungen. Liquorentnahme wie üblich, Einsatz der Methode nur sinnvoll bei sofortiger Durchführung.

Methode. Latex-Agglutinations-Test; vorzentrifugierter oder nativer Liquor wird nach 3 min Erhitzen auf ca. 100 °C, 5 min bei 3000 g zentrifugiert, der Überstand mit Latex-Suspensionen auf einer geeigneten Unterlage (Agglutinationskarte) gemischt und nach 10 min das Ergebnis abgelesen (Fa. Biomerieux, 1 ml Liquor zentrifugiert).

Referenzwertebereich. Ausbleiben einer Agglutination im Vergleich mit einer Negativkontrolle.

Anmerkungen. Der Erregerschnelltest sollte nur durchgeführt werden, wenn eine ausreichende Liquormenge vorliegt und die Durchführung anderer aussagekräftiger Parameter nicht behindert wird. Seine Durchführung macht einen normalen mikrobiologischen Analysengang nicht überflüssig.

Beurteilung. Mit allen kommerziellen Testkits werden in ähnlicher methodischer Weise lösliche Antigene der wichtigsten Erreger bakterieller Meningitiden nachgewiesen (Neisseria meningitidis A, B; E. coli K1, C Y/W 135; Haemophilus influenzae Typ b; Streptococcus pneumoniae; Streptococcus Gruppe B). Agglutination mit einem der Latex-Reagenzien zeigt das entsprechende Antigen im Liquor an. Bei Agglutination mit 2 oder mehr Latex-Reagenzien oder mit einem entsprechenden Kontroll-Latex ist das Ergebnis nicht zu interpretieren.

Gesamtprotein im Liquor cerebrospinalis [31, 60]

Indikation. Notfallprogramm, Basisprogramm, Plausibilitätskontrolle, Orientierung für Einzelproteinanalytik

Methoden. (Quantitative Methoden kontrollpflichtig nach RiLiBÄK!)
— Semiquantitativ:
  — *Pandy-Reaktion* wird vom Kliniker bei Entnahme durchgeführt. Entzellter Liquor (30 µl) zu Pandy-Reagenz (2 ml) in schwarze Schale geben. Albumin- und Globulin-Vermehrung verursachen ein Präzipitat.
— Quantitativ:
  — *Coomassie-Blau-G-250-Methode:* 15 µl Liquor reagieren mit 250 µl Coomassie-Blau-G-250-Reagenz z. B. in Mikrotiterplatten und werden bei 570 nm gegen 405 nm im ELISA-Prozessor gemessen.
  — *Pyrogallol-Rot-Methode:* 20 µl Liquor reagieren mit 1,0 ml Pyrogallol-Rot-Reagenz unter Bildung eines Pyrogallol-Rot-Molybdat-Komplexes mit basischen Aminosäuregruppen von Proteinen mit Farbumschlag, der bei 600 nm gegen Reagenzienleerwert gemessen wird. Abzug von Probenleerwert bei farbigen Liquorproben!
  — *Biuret-Methode:* Diese Standardmethode der Serumproteinanalytik ist für Liquor zu unempfindlich und kann erst nach Konzentrieren des Liquors verwendet werden. Sie ist deshalb nicht zu empfehlen.

- Die *Methoden nach Folin Ciocalteau und nach Lowry* sind empfindlich genug für die Liquoranalytik.
- *TCA- oder Benzethoniumchlorid-Fällung:* Die Proteinfällung mit Trichloressigsäure ist v. a. bei hohen TCA-Konzentrationen 20/40%ig vorteilhaft (keine Flockung). Mehrere Automaten arbeiten mit dieser Methode mit nephelometrischem oder turbidimetrischem Nachweis. Die Analyse des Streulichtmaximums ist der Zweipunkt- oder turbidimetrischen Endpunktanalyse überlegen.

Statistische Qualitätskontrolle. Maximal zulässige Abweichungen für quantitative Bestimmungen nach RiLiBÄK (Nov. 2003): Unpräzision: 8%, Unrichtigkeit: 11%, Abweichung Einzelwert: 27% Zertifizierte Kontrollen in Liquormatrix mit 2 verschiedenen extern ermittelten, methodenabhängigen Sollwertlagen vorgeschrieben, Verdünnen von Serumkontrollen nicht mehr zulässig

Referenzwertebereich
- Semiquantitativ:
  - Eine positive Pandy-Reaktion + bzw. ++ wird zwischen 0,5–1,0 g/l und 1,0 bis >3,0 g/l Gesamtprotein erhalten.
- Quantitativ:
  - Es werden als Maßeinheiten g/l, mg/l oder mg/dl verwendet.
  - Referenzbereichsgrenzen (methodenabhängig!):
  Lumbaler Liquor: 200–500 mg/l; zisternaler (subokzipitaler) Liquor: 130–270 mg/l und für Ventrikelliquor: 50–180 mg/l.

Beurteilung. Erhöhte Gesamtproteinwerte können zustande kommen durch: Störung der Blut-Liquor-Schranken-Funktion, intrathekale Synthese, Blutung in die Liquorräume oder artefizielle Blutbeimengung. Der Albumin-Liquor-Serumquotient ist besser geeignet für eine altersabhängige Beurteilung der Schrankenfunktion.

L-Laktat [31–32]

Indikation. Akute Entzündungen im ZNS/DD: bakteriell/viral/tuberkulös. Diagnose einer postoperativen Infektion (Neurochirurgie). Nachweis eines anaeroben Glukosestoffwechsels auch bei Hypoxie, Blutungen oder Tumorbefall.

Abnahmebedingungen/Präanalytik. Liquor (0,1 ml nicht entzellt) meist ohne Zusatz von Glykolysehemmern analysierbar. Blutuntersuchung entfällt.

Methode. (Kontrollpflichtig nach RiLiBÄK!). Enzymatischer, optischer Test. Maximal zulässige Abweichungen nach RiLIBÄK Nov.2003:
- Unpräzision 7%, Unrichtigkeit 9%, Abweichung Einzelwert: 23%
- Zertifizierte Kontrollen in Liquormatrix mit 2 verschiedenen, extern ermittelten Sollwertlagen vorgeschrieben!

Referenzwertebereich. (Einheitenumrechnung: 1 mmol/l = 9 mg/dl).
- Lumballiquor
  - 0,5 bis 15 Jahre: 1,1–1,8 mmol/l
  - 16 bis 50 Jahre: 1,5–2,1 mmol/l
  - 51 bis 75 Jahre: 1,7–2,6 mmol/l
- Ventrikelliquor (Erwachsene): <3,4 mmol/l

Anmerkungen. Bei Pleozytosen bis 6000/µl Leukozyten und Erythrozyten bis 30.000/µl soll die Laktatkonzentration bei 25 °C ohne Fluoridzusatz bis zu 3 h stabil sein. Entzellte Liquorproben haben jedoch z. T. niedrigere Werte als unentzellte native Proben, Fluoridzusatz ist daher sicherer.

Beurteilung. Bei mittelgradiger Pleozytose ist ein erhöhter Laktatwert immer noch eine Hilfe zur Charakterisierung eines bakteriellen Prozesses, v. a. bei Tuberkulose in Kombination mit einem charakteristischen Proteinmuster. Erhöhte Laktatkonzentrationen kommen auch bei anaerobem Glukosestoffwechsel durch Hypoxie, Blutungen und Tumorbefall vor [31, 32].

Albumin und Immunglobulin G in Liquor und Serum [59–61]

Indikation. Grundprogramm der Liquordiagnostik zur Identifikation einer Blut-Liquor-Schranken-Funktionsstörung, einer intrathekalen IgG-Synthese und zur Berechnung einer spezifischen intrathekalen Antikörpersynthese.

Abnahmebedingungen/Präanalytik. 0,5 ml Liquor und Serum, bei 4 °C mindestens 1 Woche stabil, Einfrieren für IgG problematisch

Methoden. (Kontrollpflichtig nach RiLiBÄK!). Immunchemische Nephelometrie auf Nephelometerautoma-

Notfall- und Grundprogramm der Liquordiagnostik

ten. Turbidimetrische Verfahren sind bis auf wenige Ausnahmen (IgG im Liquor von Kindern) ebenfalls empfindlich genug.

Selten sind noch die Rocket-Elektrophorese oder die Immundiffusion (Mancini-Technik) gebräuchlich.

Liquor- und Serumproben (verdünnt) sollen im selben analytischen Lauf auf denselben Standard bezogen analysiert werden. Damit stellen die Liquor-Serum-Quotienten auch Methoden-unabhängige Werte dar.

Qualitätskontrolle. Maximal zulässige Abweichungen für Einzelwerte im Liquor nach RiLiBÄK (Nov. 2003):
- Albumin: Unpräzision: 8%, Unrichtigkeit: 11%, Abweichung Einzelwert: 27%
- IgG: Unpräzision: 7%, Unrichtigkeit: 10%, Abweichung Einzelwert: 24%

Empfehlung der DGLN für maximal zulässige Abweichungen der IgG- und Albuminquotienten:
- Unpräzision: 10%, Unrichtigkeit: 10%, Abweichung des Einzelquotienten: 30%

Zertifizierte Kontrollen in Liquormatrix mit 2 verschiedenen, extern ermittelten methodenabhängigen Sollwertlagen vorgeschrieben; Verdünnung von Serumkontrollen nicht mehr zulässig!

Referenzwertebereich. Albumin- und IgG-Konzentrationen im Liquor hängen von der Höhe der jeweiligen Serumkonzentrationen und der individuellen Blut-Liquor-Schranken-Funktion des Patienten ab. Eine klinisch relevante Auswertung sollte stets über Liquor-Serum-Quotienten durchgeführt werden:

Der Albuminquotient ist altersabhängig zu bewerten. Für Ventrikel- oder zisternalen Liquor gelten als Referenzbereich entsprechend niedrigere Werte. Ein normaler IgG-Quotient liegt unterhalb der hyperbolischen Diskriminierungslinie, die graphisch (Quotientendiagramm) oder numerisch definiert ist. Werte von QIgG, die größer sind als diese Funktion, sind Ausdruck einer intrathekalen Synthese. Das Ausmaß der intrathekalen IgG-Synthese ist als intrathekale Fraktion berechenbar oder im Quotientendiagramm ablesbar. Werte von IgGIF <10% werden nicht als Synthese angegeben.

Anmerkungen. IgG-Liquor-Serum-Quotienten, die größer als der Albumin-Liquor-Serum-Quotient sind, weisen, Ausschluss von Fehlern vorausgesetzt, grundsätzlich auf eine intrathekale IgG-Synthese hin. Bei $Q_{IgG} < Q_{Alb}$ sollten die Proben bei entsprechender Fragestellung (z. B. MS) mit der isoelektrischen Fokussierung auf oligoklonales IgG überprüft werden, ferner ggf. auch zur Plausibilitätsprüfung bei $QIgG > Q_{Alb}$. Diese Methode ist aus systematischen Gründen empfindlicher als die statistisch begründete Quotientendarstellung.

Beurteilung. Eine intrathekale IgG-Synthese ist immer als pathologisch zu bezeichnen. Die klinische Relevanz (Akuität) ist aber nur mit anderen Parametern zusammen beurteilbar: Intrathekale Immunreaktionen klingen sehr langsam (über Jahre bis Jahrzehnte) ab und sind noch lange nach Heilung oder Abklingen der klinischen Symptome nachweisbar (v.a. als oligoklonales IgG oder erhöhter Antikörperindex). Ein erhöhter Albuminquotient ist neben der Zellzahl als ein Zeichen der Akuität des Prozesses interpretierbar.

IgA und IgM in Liquor und Serum [59–61]

Indikation. Ergänzung zum Grundprogramm zur Differentialdiagnose vor allem akut-entzündlicher neurologischer Erkrankungen.

Abnahmebedingungen/Präanalytik. Wie für Albumin und IgG. Je nach Analysenmethode kann die IgA- und insbesondere IgM-Bestimmung in Liquor älter als 1 Woche oder nach Einfrieren beeinträchtigt sein, diese Problematik ist beim Enzymimmunoassay nicht gegeben.

Methoden (Kontrollpflichtig nach RiLiBÄK!). Enzymimmunoassay auf Mikrotiterplatten; latexverstärkter, immunchemisch-nephelometrischer Nachweis; immunchemisch-nephelometrische Endpunktbestimmung. Turbidimetrische Verfahren und Immundiffusion sind meist nicht empfindlich genug.

Qualitätskontrolle. Maximal zulässige Abweichungen für Einzelwerte im Liquor nach RiLiBÄK Nov. 2003:
- IgA: Unpräzision: 10%, Unrichtigkeit: 12%, Abweichung Einzelwert: 32%
- IgM: Unpräzision: 9%, Unrichtigkeit: 13%, Abweichung Einzelwert: 31%

Empfehlung der DGLN für maximal zulässige Abweichung der IgA- und IgM-Quotienten:
- Unpräzision: 10%, Unrichtigkeit: 10%, Abweichung Einzelquotient: 30%

Zertifizierte Kontrollen in Liquormatrix mit 2 verschiedenen, extern ermittelten, methodenabhängigen Sollwertlagen vorgeschrieben; Verdünnung von Serumkontrollen nicht mehr zulässig!

Referenzwertebereich. Normalerweise keine lokale Synthese. Eine Bewertung von IgA- und IgM-Werten im Liquor sollte ausschließlich über die Liquor-Serum-Quotienten unter Bezug auf den individuellen Albuminquotienten durchgeführt werden. Eine unmittelbare Darstellung der IgA-und IgM-Synthese ist in den Quotientendiagrammen möglich. Die intrathekal synthetisierten IgA- oder IgM-Fraktionen sind als Prozent der Liquorgesamtkonzentration an IgA- oder IgM dargestellt. Diese intrathekalen Fraktionen IgA_{IF} und IgM_{IF} können auch numerisch ausgedrückt werden.

Anmerkungen. Werte von IgA_{IF} oder IgM_{IF} <10% werden nicht als Synthese angegeben.

Eine artefizielle Blutbeimengung kann bei niedrigem Albuminquotienten leicht eine IgM-Synthese oder auch IgA-Synthese vortäuschen.

Beurteilung. Durch Vergleich der intrathekalen Fraktionen von IgG, IgA und IgM ergeben sich krankheitsspezifische Muster mit unterschiedlicher Häufigkeit eines der drei Parameter [61].

Besonders hervorzuheben ist die IgM-Dominanz bei Neuroborreliose oder die IgA-Dominanz bei Neurotuberkulose oder Hirnabszessen.

Oligoklonales IgG [1, 21, 29, 78]

Indikation. Empfindlicher Nachweis einer intrathekalen IgG-Synthese. Grundprogramm der Liquordiagnostik. Nachweis/Ausschluss einer intrathekalen IgG-Synthese mit isoelektrischer Fokussierung (IEF) ist Bestandteil der Diagnosekriterien bei Multipler Sklerose.

Abnahmebedingungen/Präanalytik. Liquor und Serum (simultan entnommen) bis zu einer Woche im Kühlschrank aufbewahrbar. Zur längeren Lagerung bei −20 bis −70 °C einfrieren. Postversand ist möglich.

Methode. Es besteht ein internationaler Konsens [1], dass die isoelektrische Fokussierung die höchste Empfindlichkeit für den Nachweis oligoklonaler Banden besitzt. Die IEF wird sowohl im Makro- [78] als auch im Mikromaßstab [21] durchgeführt. Weitere Unterschiede bestehen bei der Detektion der oligoklonalen Banden:
A) Detektion mit allgemeiner Proteinfärbung, z. B. Coomassiefärbung (nach Anreicherung) oder Silberfärbung (unkonzentrierter Liquor);
B) Detektion durch spezifischen IgG Nachweis, z. B. Immunfixation [21] oder Immunoblotting [29]. Bei allen Methoden müssen Liquor- und Serumproben auf gleichen IgG-Gehalt eingestellt und im gleichen Gel nebeneinander analysiert werden.

Referenzwertebereich. Keine oligoklonalen Banden im Liquor, die nicht auch im Serum nachweisbar sind.

Anmerkungen. Obwohl Hämoglobin bei der allgemeinen Proteinfärbung durch die ausschließliche Lage bei pH 7–7,5 und die ungewöhnliche Breite der Banden unschwer von den viel schärferen und überwiegend im stärker alkalischen Bereich lokalisierten oligoklonalen IgG-Banden abzugrenzen ist, empfiehlt es sich doch in jedem Fall, die Anwesenheit von Hämoglobin mittels Teststreifen zu überprüfen.

Für Proteinfärbungen wird man mindestens zwei Banden nur im CSF fordern, um die mögliche Miterfassung eines basischen Nicht-IgG-Proteins zu vermeiden. Aber auch bei der Immundetektion von IgG werden überwiegend 2–3 Banden zugrunde gelegt, um schwache, klinisch meist nicht relevante, Immunreaktionen auszuschließen. Im Einzelfall kann jedoch auch eine einzelne (deutliche) Bande von Bedeutung sein.

Beurteilung. Europäischer Konsens [1]:
— *Typ 1:* Normaler Befund (polyklonal)
— *Typ 2:* Oligoklonale Banden im Liquor
— *Typ 3:* Oligoklonale Banden im Liquor, zusätzlich identische Banden in Liquor und Serum
— *Typ 4:* Identische oligoklonale Banden in Liquor und Serum
— *Typ 5:* Monoklonale Banden in Liquor und Serum; IgG-Paraprotein

Der Nachweis oligoklonalen IgGs ist sehr empfindlich (1–3% oligoklonales IgG im CSF Gesamt-IgG) aber diagnostisch unspezifisch. Oligoklonale Banden werden bei akut entzündlichen Prozessen erst nach einigen Tagen mit Beginn der humoralen Immunreaktion nachweisbar, können aber auch noch Jahre nach einem hinreichend behandelten oder ausgeheilten neuroimmunologischen Prozess nachgewiesen werden. Die große Häufigkeit des Nachweises oligoklonaler Banden bei Multipler Sklerose (hohe klinische Sensitivität mit 95–98%) bedingt die Bedeutung dieser Methode für die Diagnostik der MS. Prospektive Studien bei einer Optikusneuritis zeigen, dass der Nachweis oligoklonalen IgGs eine hohe prognostische Bedeutung hat. Nur in sehr seltenen Fällen kann der initiale Liquor noch keine Banden aufweisen.

Spezialuntersuchungen mit gesicherter bzw. ergänzender diagnostischer Bedeutung

Zell- und Erregerdiagnostik

Immunzytologie maligner Zellen (Liquor) [10, 35, 37, 76]

Indikation. Ergänzende Methode zur morphologischen Beurteilung bei unbekanntem Primärtumor oder morphologisch zweideutigem Befund sowie zur DD lymphozytäre Entzündung/niedrig-malignes Lymphom.

Abnahmebedingungen/Präanalytik. Einige ml blutfreier Liquor (ca. 5000 Zellen pro Ansatz); Zellen innerhalb 2 Stunden präparieren. Alternativ Versand von Aceton-fixierten und luftgetrockneten Präparaten an Speziallaboratorien.

Methode. Immunfluoreszenz bzw. Peroxidase- oder APAP-Markierung auf Adhäsionsobjektträgern, bei hoher Zellzahl auch Durchflusszytometrie. Antikörper: s. Anmerkung.

Referenzwertebereich. Keine malignen Zellen nachweisbar.

Anmerkungen. Auswahl der Antikörper abhängig von Anamnese, morphologischem Befund und verfügbarer Zellzahl. Cave: Verschleppung von Epithelien (z. B. Haut) oder leukämischer Zellen aus Blut.

- Karzinome: Cytokeratine, CEA, EMA, NSE, Thyreoglobulin, PSA, Melanom: HMB 45, S-100.
- Leukämien und Lymphome:
    - allgemein TdT, CD34,
    - T-Zell-assoziiert: CD1a, CD2, CD5, CD3, CD4, CD8, CD7,
    - B-Zell-assoziiert: CD19, CD20, CD10, CD22, CD5, CD23, IgM, Kappa, Lambda.
    - Myeloisch: CD117, CD13, CD14, CD33, CD64, CD65s, MPO, Lysozym
- Primäre Hirntumoren: Vimentin, GFAP, Neurofilament (jedoch selten Liquoraussaat).
- CD45 als Pan-Leukozyten-Antigen zur Unterscheidung von Nichtleukozyten

Beurteilung. Der Nachweis atypischer epithelialer Zellen ist dringend karzinomverdächtig. Bei Lymphom- oder Leukämiezellen muss der entsprechende monoklonale oder unreife Immunphänotyp nachgewiesen werden. *Cave:* verschleppte Epithelien oder oligoklonale Reaktionen mit Leichtkettenverschiebung.

- *B-Zell-Lymphome* (insgesamt häufiger): Nachweis der Monoklonalität durch Leichtkettenrestriktion, evtl. Coexpression von CD5 und/oder CD10, ggf. weitere Antigene nach Immunphänotyp der Primärerkrankung.
- *T-Zell-Lymphome:*
    - Hochmaligne: unreifer Immunphänotyp mit Fehlen mancher Antigene reifer T-Zellen, ggf.

Coexpression von CD1a sowie CD4 und CD8 oder Restriktion auf CD4 oder CD8.
- Niedrigmaligne: Abgrenzung gegenüber Reizpleozytose kann problematisch sein. Restriktion auf CD4 oder CD8, einzelne Antigene können fehlen.

CDR3-spezifische Analyse der B-Zell-Klonalität

Indikation. Methode zur Differenzierung einer monoklonal neoplastischen von einer reaktiv entzündlichen B-Zell-Antwort im Liquor. Sie basiert auf der PCR-basierten Fragmentanalyse der innerhalb des für die Schwerkette von Immunglobulinen kodierenden Genlokus gelegenen CDR3-Region, die nach selektiver somatischer Rekombination während der B-Zell-Ontogenese in jedem einzelnen B-Lymphozyten hinsichtlich ihrer Länge und Nukleotidsequenz differiert. Die CDR3-spezifische Klonalitätsanalyse ergänzt die Diagnostik von primären und sekundären Non-Hodgkin-Lymphomen des ZNS, die überwiegend B-Zell-Lymphome darstellen. Sie hat insbesondere dann einen Stellenwert, wenn nach zytomorphologischen Kriterien eine Differenzierung zwischen neoplastisch entarteten und reaktiv transformierten Lymphozyten nicht zweifelsfrei gelingt bzw. die immunphänotypische Charakterisierung der Liquorzellen bei Liquorproben mit geringer Gesamtzellzahl und niedrigem Anteil morphologisch suspekter Zellen limitiert ist.

Präanalytik. 1–2 ml nativer Liquor, Verwendung der aus den sedimentierten Liquorzellen extrahierten Gesamt-DNA für die PCR-basierte Fragmentanalyse.

Methode. Amplifikation der CDR3-Zielsequenz unter Verwendung Fluoreszenz-markierter CDR3-Konsensus-Primer und anschließende Separation der Amplifikate durch hochauflösende Kapillarelektrophorese in einer automatischen Sequenzierapparatur. Darstellung der Fragmente als Peak(s) definierter Länge in einem Elektropherogramm. In ausgewählten Fällen Anwendung der CDR3-spezifischen Klonalitätsanalyse auf Einzelzellebene.

Referenzwertebereich. Entzündlich reaktiv transformierte B-Lymphozyten expandieren von B-Zellen unterschiedlicher klonaler Herkunft und haben variable CDR3-Regionen. Während der PCR-Reaktion entstehen Amplifikate unterschiedlicher Länge, die sich im Elektropherogramm als polyklonales Fragmentmuster darstellen. Ist im Liquor eine neoplastische B-Zell-Population vorhanden, haben alle B-Zellen eine identische CDR3-Region, sodass nur ein einzelnes monoklonales, seltener, in 20–30%, auch ein biklonales Fragment generiert wird.

Anmerkungen und Beurteilung
- Bei Patienten mit systemischen B-Zell-Malignomen und Leukämien mit klinischem und/oder liquorzytologischem Verdacht auf eine meningeale Beteiligung Detektion eines monoklonalen oder biklonalen Fragmentmusters in ca. 60% der Fälle. Bei Wertung von Proben, bei denen ein prominenter Peak auf einem oligoklonalen Hintergrund in der Fragmentanalyse generiert wird (Hinweis auf eine Überrepräsentation eines einzelnen B-Zell-Klons bei leichter unspezifischer reaktiver B-Zell-Aktivierung): positives Ergebnis in ca. 80% der Fälle.
- Bei primären ZNS-Lymphomen Nachweis einer B-Zell-Mono- oder Biklonalität im Liquor in ca. 40% der Fälle. Bei HIV-infizierten oder aus anderen Gründen immundefizienten Patienten mit ZNS-Lymphom spielt eine EBV-Infektion in der Pathogenese des Lymphoms eine entscheidende Rolle. Diese Lymphome sind daher meist polyklonal und die Klonalitätsbestimmung kann zur Unterscheidung einer ZNS-Infektion von einem ZNS-Lymphom keinen entscheidenden diagnostischen Beitrag leisten.
- Bei erregerbedingten Infektionen, Vaskulitiden und akuten oder chronischen Demyelinisierungserkrankungen des ZNS fast ausschließlich oligo- oder polyklonales Muster und somit differentialdiagnostische Abgrenzung dieser Erkrankungen zum ZNS-Lymphom.
- Beachte: Monoklonalität ist kein Malignitätsmarker per se. Sie kann vorgetäuscht werden bei abklingenden Infektionen oder bei sehr niedriger Zellzahl. In diesen Fällen ist jedoch die Monoklonalität in mehreren unabhängigen PCR-Reaktionen nicht reproduzierbar. Daher können falsch-positive Reaktionen fast immer identifiziert werden, sofern man für die Auswertung die Ergebnisse von mindestens 3 unabhängigen Reaktionen heranzieht.

Aktivierte B-Lymphozyten [62, 72]

Indikation. Nachweis eines immunologisch aktiven Prozesses im ZNS bei niedriger Zellzahl. Die Methode hat Aussagekraft für die Diagnose entzündlicher Erkrankungen (chronisch und akut) im ZNS. Bei viralen und bakteriellen Meningitiden können aktivierte B-Lymphozyten trotz niedriger Zellzahlen bereits in den ersten Tagen nach Auftreten neurologischer Symptome gefunden werden. Differenzierung nach IgG-, IgA- und IgM-Klassen als differentialdiagnostische Hilfe [72].

Abnahmebedingungen/Präanalytik. Relativ frischer Liquor mit intakten Zellen. Innerhalb 2 Stunden nach Entnahme Präparat herstellen.

Methode. Die Zellen des Liquors werden durch Zytozentrifugation angereichert, dann luftgetrocknet und in Methanol fixiert. Die Objektträger werden dann jeweils 30 min in eine Carrageenanlösung getaucht, in der sich mit alkalischer Phosphatase konjugierte Antikörper befinden. Die enzymatische Farbreaktion mit Astraneufuchsin nach Naphtol-AS-BI Phosphat ergibt eine rötliche Zytoplasmafarbe der positiven Zellen gegenüber der blauen Kernfärbung mit Hämalaun. Unspezifische Kreuzreaktionen mit Oberflächenimmunglobulinen werden durch die Verwendung von Methanol als Fixierungsmittel sowie durch Triton X100 in der Antikörperlösung vermieden. Zum Nachweis von intrazytoplasmatischen Immunglobulinen werden mit alkalischer Phosphatase konjugierte F(ab)'2-Fragmente von IgG-Antikörpern der Ziege gegen menschliches Immunglobulin G, A oder M verwendet. Somit kann keine unspezifische Bindung an Fc-Rezeptoren erfolgen.

Referenzwertebereiche. Als aktivierte B-Zellen werden nur diejenigen Zellen bezeichnet, die eine homogene rote Färbung des Zytoplasmas zeigen. Eine nur randständige Färbung der Zellen ist nicht ausreichend. Als pathologischer Grenzwert werden 0,1% aktivierte B-Zellen der Gesamtlymphozytenzahl festgestellt.

Anmerkungen. Als aktivierte B-Lymphozyten werden B-Lymphozyten bezeichnet, bei denen ein immunzytochemischer Nachweis von intrazytoplasmatischen Immunglobulinen gelingt. Geringe Mengen von intrazytoplasmatischen Immunglobulinen lassen sich in allen Stadien der B-Lymphozyten nachweisen. Signifikante, immunzytochemisch nachweisbare Mengen werden jedoch erst in Zellen gefunden, die durch Antigenkontakt und/oder dem Zusammenspiel von Lymphokinen aktiviert wurden.

Der Nachweis dieser Zellen im Liquor deutet somit auf einen immunologisch aktiven Prozess im Bereich des ZNS hin.

Beurteilung. Die höchsten Werte aktivierter B-Lymphozyten wurden mit bis zu 25% bei Patienten mit Neuroborreliose gefunden. In der Regel steigt hierbei die Anzahl der aktivierten B-Lymphozyten in der ersten Woche an, um dann langsam im Laufe von 10 bis 14 Tagen nach Beginn wieder abzufallen. Persistieren hohe Werte über die Dauer von 3 Wochen, so handelt es sich meist um schwere klinische Verläufe. Bei Patienten mit HIV-Infektionen können aktivierte B-Zellen eine entzündliche Beteiligung des ZNS schon im Krankheitsstadium Walter Reed I zeigen. Die Differenzierung nach IgG, IgA und IgM in positive Zellen erlaubt eine Zuordnung zu bestimmten Krankheitsgruppen. So finden sich häufig bei der Borrelien-induzierten Meningopolyneuritis Bannwarth alle drei Klassen positiv mit Dominanz der IgM-Klasse [72]. IgG- und IgA-positive Zellen dominieren bei bakteriellen und viralen Meningitiden. Bei der Multiplen Sklerose finden sich meist IgG-positive Zellen. Bei primär nichtentzündlichen Erkrankungen des ZNS können aktivierte B-Lymphozyten bei neoplastischen Erkrankungen, wie Glioblastoma multiforme oder zerebralen Lymphomen, gefunden werden. Nicht gefunden werden sie bei Reizpleozytosen.

Lymphozytensubpopulationen bei lymphozytärer Liquorpleozytose [35, 37, 46]

Indikation. DD Entzündung/niedrig maligne Lymphome mit ZNS-Befall. Charakterisierung der zellulären Immunantwort.

Abnahmebedingungen/Präanalytik. Mehrere ml Liquor (5000 Zellen pro Testansatz). Zellpräparation innerhalb von 2 Stunden.

Methode. Durchflusszytometrie, bei niedrigen Zellzahlen auch Objektträgertechnik (Immunfluoreszenz oder Immunzytochemie/Peroxydase- bzw. Phosphatase-gekoppelte Antikörper).

Referenzwertebereich. Für Durchflusszytometrie [35], s. unten.

Anmerkungen. Gesicherte Bedeutung für den Ausschluss bzw. Bestätigung von Lymphomzellinfiltration, Relevanz für die Differentialdiagnose von ZNS-Entzündungen noch unsicher.

Beurteilung. Monoklonale oder unreife Lymphozyten sind lymphomverdächtig (s. a. Immunzytologie maligner Zellen). HIV-Enzephalitis: vermindertes CD4/CD8-Verhältnis. Autoimmunerkrankungen: vermehrt HLA-DR$^+$, CD3$^+$-T-Zellen oder CD5$^+$-B-Zellen.

Liquorzellcharakterisierung mit Durchflusszytometrie [34, 35]

Indikation. Zellulärer Immunstatus bei Entzündungen, Autoimmunerkrankungen und lymphoproliferativen Erkrankungen des ZNS.

Abnahmebedingungen/Präanalytik. Frischer Liquor cerebrospinalis z. B. 3–5 ml Lumballiquor. Lagerung bei Zimmertemperatur 1 bis 2 Stunden, in Eis nicht länger als 5–6 Stunden. Venöses EDTA-Vollblut (1–2 ml), unmittelbar vor oder nach Liquorpunktion entnommen; Lagerung bei Zimmertemperatur nicht länger als 6 Stunden.

Methode
- Durchflusszytometrie mit Liquorproben: mit 100 µl frischem nativen Liquor bei Zellzahlen >10/µl Leukozyten oder mit 50 µl Liquorzellsuspension vom 200 xg Sediment frischer Liquorproben bei Zellzahlen <10 Leukozyten/µl. 3fache Zellmarkierung mit Fluoreszenz-Isothiocyanat-(FITC) und Phycoerythrin-(PE-) konjugierten monoklonalen Antikörpern (FL1,2) sowie mit LDS-751 (Nukleinsäurefärbung) (FL3). Analyse im Durchflusszytometer mittels Vorwärtsstreulicht (FSC), Seitwärtsstreulicht (SSC) und Fluoreszenz 1 (FL1, 515–545 nm), Fluoreszenz 2 (FL2, 564–606 nm), Fluoreszenz 3 (FL3, >650 nm).
- Durchflusszytometrie von Blutproben: mit 50 bis 100 µl Vollblut; Doppelmarkierung mit FITC- und PE-markierten monoklonalen Antikörperreagenzien, Analyse nach Lysierung der Erythrozyten mit Lysereagenzien.

Referenzwertebereich [35]. T-Zellen (CD3$^+$) 83–98%; T-Zellen (CD4/CD8-Ratio): 1,8–5,5; T-Helfer-Zellen (CD4$^+$ CD3$^+$): 52–82%; zytotoxische T-Zellen (CD8$^+$ CD3$^+$): 13–35%; NK-Zellen (CD16$^+$ CD56$^+$ CD3-): 2–9%; aktivierte (HLA-DR$^+$, CD3$^+$)-T-Zellen: 1–5%, Gesamt-B-Zellen (CD19$^+$): 0–3%; davon (CD5$^+$) B-Zellen: 0–20% der Gesamt B-Zellen. Keine monoklonalen oder unreifen Zellen nachweisbar.

Anmerkungen. Vergleichende Untersuchungen in Liquor- und Blutproben erscheinen notwendig, da ein Blut-Liquor-Zellgradient für Lymphozyten besteht und alle Lymphozyten im Liquor aus dem Blut stammen. Das Verhältnis CD4$^+$/CD3$^+$8$^+$ ist abhängig von der Reinheit der verwendeten Antikörper. In älteren Liquorproben nimmt die Zahl abgestorbener Lymphozyten zu.

Erregerspezifische Antikörper im Liquor und Serum (IgG-Klasse, ggf. auch IgM oder IgA) [16, 58]

Indikation. Charakterisierung akuter Erkrankungen (Herpes-Virus und Zoster-Erkrankungen, opportunistische Infektionen und Borreliose) und Nachweis eines chronisch-entzündlichen Prozesses im ZNS (Multiple Sklerose, Autoimmunerkrankungen mit ZNS-Beteiligung, Optikusneuritis).

Methode. Enzymimmunoassay auf Mikrotiterplatten. Je 2 Liquor- und Serumwerte werden synchron auf derselben Platte in entsprechender Verdünnung zusammen mit einer Standardverdünnungsreihe gemessen.

Auswertung der willkürlichen Konzentrationseinheiten als spezifische Liquor-Serum-Quotienten, die auf QIgG oder auf den oberen Grenzwert (Q_{Lim}) des Referenzbereiches bezogen werden. Zumindest bei Borrelien ist wegen höherer Sensitivität auch die Bestimmung des IgM-AI für VZV des IgA-AI empfehlenswert.

Referenzwertebereich. AI-Werte zwischen 0,7 bis 1,3 sind normal. Klinisch definiert sind Werte AI >1,5 als pathologisch zu bezeichnen. Werte <0,6 sind theoretisch nicht zu erwarten, kommen aber in der Routine gelegentlich dennoch vor: Keine pathologische Bedeutung; jedoch Fehlersuche empfehlenswert.

Anmerkungen. Auf die Verdünnungsechtheit im Testsystem ist besonders zu achten. Bei Proben von Patienten mit Autoimmunerkrankungen kann auf Kontrollantigen auf der Mikrotiterplatte nicht verzichtet werden. Ersatzweise muss die Verdünnungsechtheit überprüft werden. Zur Beurteilung erregerspezifischer Antikörpern sollten mindestens zwei verschiedene Parameter bestimmt werden, um eine entsprechende Qualitätskontrolle zu haben und auch um die Sensitivität bei grenzwertigen Befunden zu erhöhen.

Beurteilung. Ein erhöhter Antikörperindex bedeutet immer eine intrathekale Synthese, wobei eine Kreuzreaktivität dabei nicht grundsätzlich ausgeschlossen ist, so dass z. B. eine gemessene intrathekale Borrelien-Antikörpersynthese auch einem erhöhten TPHA-AI-Wert entsprechen kann. Chronisch-entzündlicher Prozess im ZNS: Bei Multipler Sklerose oder Autoimmunerkrankungen mit ZNS-Beteiligung wird mit bis zu 94% Häufigkeit eine intrathekale Synthese von Masern- und/oder Röteln- und/oder Zoster-Antikörpern gefunden, die bislang für andere chronische Erkrankungen des ZNS nicht berichtet wurde.

Nachweis erregerspezifischer Nukleinsäuren mittels Nukleinsäure-Amplifikationstechniken (NAT, z. B. PCR [3, 5, 6, 8, 54])

Indikation. Nukleinsäure-Amplifikations-Techniken (NAT) sind Methoden zum direkten Erregernachweis. Sie basieren auf der selektiven und automatisierten Vervielfältigung pathogenspezifischer Genomabschnitte und kommen in der Liquoranalytik zur Anwendung bei V.a:
— *virale Infektionen* (hohe diagnostische Aussagekraft): Herpes-simplex-Virus-Enzephalitis (HSV-1, Sensitivität = 95%), Mollaret-Meningitis (HSV-2, Sensitivität ca. 85%), Varizella-Zoster-Virus-(VZV-) und Epstein-Barr-Virus-(EBV-)Infektionen, einschließlich AIDS-assoziierte primär zerebrale Non-Hodgkin-Lymphome (Sensitivität 75–90%), Zytomegalievirus-Enzephalitis (CMV, Sensitivität 80–90%), progressive multifokale Leukoenzephalopathie (JC-Virus, Sensitivität 75–90%), Enterovirusmeningitis (Sensitivität 90%), HIV-1-Infektion des Nervensystems;
— *bakterielle und parasitäre Infektionen* (ergänzende diagnostische Aussagekraft): tuberkulöse Meningitis (Mycobacterium tuberculosis, Sensitivität 50–90%), Neuroborreliose (Borrelia burgdorferi, Sensitiviät <50–85%), bakterielle Meningitis bei antibiotischer Vorbehandlung (Sensitivität 85–95%), Morbus Whipple (Tropheryma whippelii, Sensitivität 70–80%), zerebrale Toxoplasmose (Toxoplasma gondii, Sensitivität ca. 50%).

Präanalytik. 1–2 ml nativer Liquor, 3–5 ml für TB-Analytik, bei langen Transportwegen Lagerung bei 4 °C.

Methode
— *Polymerase-Kettenreaktion (PCR)* zum qualitativen Nachweis von DNA-Viren (HSV-1, HSV-2, VZV, EBV, CMV, JCV) sowie bakterieller und parasitärer DNA (Mykobakterien, Borrelien, Tropheryma whippelii, Toxoplasma gondii).
— *Reverse-Transkriptase-PCR (RT-PCR)* zum qualitativen Nachweis von RNA-Viren (Enteroviren, HIV-1, HIV-2) sowie seltener bei speziellen Indikationen.
— *Multiplex-PCR* zur simultanen Detektion bzw. Differenzierung viraler Erreger bzw. Differenzierung zerebraler Rundherde (z. B. bei AIDS-Patienten EBV-assoziiertes primäres Non-Hodgkin-Lymphom versus zerebrale Toxoplasmose; Differenzierung HSV1/HSV2/VZV).
— *Real-time-PCR* ist wegen der Geschwindigkeit des Nachweises vorzuziehen, wenn es erforderlich sein sollte.
— *NASBA* ("nucleic acid sequence based amplifcation") und bDNA ("branched DNA") sind ebenfalls Technologien zur quantitativen Bestimmung der Erregermenge im Liquor.

Zu beachten ist die Kanzerogenität des für die Visualisierung der Amplifikate im Agarosegel erforderlichen Ethidiumbromid.

Referenzwertebereich und Beurteilung. Der positive Nachweis erregerspezifischer Nukleinsäuresequenzen belegt in der Regel eine floride Infektion des Nervensystems. T.-whippelii-DNA findet sich auch im Liquor von neurologisch unauffälligen Patienten mit Morbus Whipple. Liquor von Patienten ohne ZNS-Infektion ist ansonsten steril.

Anmerkungen. Voraussetzung für eine korrekte Interpretation von PCR-Befunden sind wegen der hohen Kontaminationsanfälligkeit der Methode das Mitführen adäquater Positiv- und Negativkontrollen sowie zur Bestätigung der Spezifität des amplifizierten Materials die Hybridisierung des PCR-Produktes an eine DNA-Sonde mit Spezifität für die gesuchte mikrobielle Nukleinsäuresequenz oder die Nukleotidsequenzanalyse der Amplifikate. Die Sensitivität der NAT-Testmethoden kann von Labor zu Labor variieren.

Proteindiagnostik

Identifikation von Liquor in Sekreten

Beta-2-(Tau)-Transferrin [2]

Indikation. Nachweis von Liquor in Nasen-, Ohr oder Wundsekret (Liquorrhoe).

Abnahmebedingungen/Präanalytik. Eine sichtbare Menge Nasen-, Ohr- oder Wundsekret (10–30 µl) in geeignetem Gefäß (z. B. Eppendorf-Gefäß) luftdicht verschlossen versenden. Postversand nur mit Kühlung möglich. Paralleluntersuchung von Serum empfehlenswert, um abnorme Asialotransferrine z. B. bei Alkoholikern, Lebererkrankungen oder kongenitaler Glykosilierungsstörung zu erfassen.

Methoden. Nachweis von β-2-Transferrin (Asialotransferrin) [2]: Immunfixationselektrophorese, evtl. auch isoelektrische Fokussierung.

Referenzwertebereich. In Sekreten ohne Liquorbeimengung bei ansonsten Gesunden ist lediglich Serumtransferrin (glykosiliertes Transferrin) nachweisbar.

Anmerkungen. Für β-2-Transferrin-Analytik ist die Paralleluntersuchung von Patientenserum empfehlenswert, da Asialotransferrin auch im Serum insbesondere von Alkoholikern nachweisbar sein kann. β-2-Transferrin ist eine der im CDT („carbohydrate deficient transferrin") enthaltenen Fraktionen. Die früheren Untersuchungen von Glukose und Kalium als Screening-Methode sind heute obsolet.

Beurteilung. Nachweis von Asialotransferrin in Sekreten, sofern nicht auch bereits im Serum vorhanden, gilt als beweisend für Liquorbeimengung.

Beta-Trace-Protein (Prostaglandin-D-Synthase [2a, 15, 52a, 61a])

Indikation. Nachweis einer Liquorrhoe.

Abnahmebedingungen/Präanalytik. Wässrige Sekrete aus Nase und Ohr bei entsprechender Anamnese, ggf. auch Wundsekret nach OP; Mindestmenge: 5 µl.

Methode. Latexverstärkte kinetische Nephelometrie. 5 µl Probe werden mit Verdünnungspuffer auf 500 µl Gesamtvolumen verdünnt und sofort nephelometriert. Der Messbereich liegt zwischen 0,25 und 15,8 mg/l, die Nachweisgrenze bei 2,5 µg/l.

Referenzwertebereich und klinisch definierte Cut-off-Werte. Untenstehende Tabelle 1 zeigt die β-Trace-Proteinkonzentrationen in verschiedenen Körperflüssigkeiten Gesunder sowie von Sekreten von Patienten mit Liquorrhoe; die klinisch-relevanten Cut-off-Werte werden, nicht identisch mit Referenzobergrenzen, kontrovers angegeben:

In einer Untersuchung an 140 Proben von Patienten mit klinischem Verdacht auf eine Liquorrhoe wurde die Sensitivität und Spezifität des Verfahrens ermittelt. Als Referenzverfahren wurde die β-Trace-Bestimmung mit Hilfe eines Gel-Elektrophorese-Verfahrens, der so genannten Rocket-Elektrophorese eingesetzt. Bei einer Spezifität von 100% hatte ein β-Trace-Wert von mindestens 6 mg/l eine Sensitivität von 92% für den Nachweis einer Liquorrhoe [52a]. In einer weiteren Untersuchung wurde ein Grenzwert von 1,31 mg/l evaluiert, der der 97,5%-Perzentile der β-Trace-Werte im Nasensekret von 160 Probanden entsprach. Von 30 Patienten mit einer klinisch gesicherten Liquorfistel hatten 28 einen β-Trace-Wert oberhalb des Grenzwertes von 1,31 mg/l. Die Spezifität wurde mit 100% angegeben [2a].

In einer dritten Untersuchung wird ein Grenzwert von 0,35 mg/l für den Nachweis einer Liquorrhoe vorgeschlagen [61a].

Eine Übersicht der bisher publizierten Ergebnisse zeigt die ◘ Tabelle 1.

Anmerkungen. Die Annahme eines Grenzwertes von 1,31 mg/l erscheint sicher im Sinne einer hohen Spezifität, d. h., die Zahl falsch-positiver laborgestützter Diagnosen einer Liquorrhoe wird minimiert, wenngleich bei Annahme dieses Grenzwerts einige Serumproben und Sekrete fälschlicherweise als Liquorrhoe klassifiziert werden (s. Tabelle 1). Insgesamt weist die Methode eine hohe Sensitivität auf. Liquorbeimengungen von 1–2% zu anderen Sekreten lassen sich nachweisen. Vorsicht ist bei Patienten mit einer verminderten glomerulären Filtrationsrate geboten, da in diesem Kollektiv die β-Trace-Werte im Serum erhöht sind, und so eine Liquorbeimengung vortäuschen können. Patienten mit einer eitrigen Meningitis weisen eine erniedrigte β-Trace-Konzentration im Liquor auf, so dass eine Liquorrhoe bei diesen Patienten unter Umständen dem Nachweis mittels β-Trace-Protein entgeht.

Beurteilung. Die nephelometrische Bestimmung von β-Trace-Protein in wässrigen Sekreten, die verdächtig auf eine Liquorrhoe sind, ist ein schnelles, wenig aufwendiges und nichtinvasives Verfahren zum Nachweis einer Liquorrhoe. Aufgrund des Risikos einer bakteriellen Meningitis bei Patienten mit einer unbehandelten Rhino- oder Otoliquorrhoe kommt dieser Untersuchung eine hohe klinische Relevanz zu. Da die bisher publizierten Referenz- und Cut-off-Werte

Spezialuntersuchungen mit gesicherter bzw. ergänzender diagnostischer Bedeutung

Tabelle 1. β-Trace-Protein in verschiedenen Körperflüssigkeiten und Sekret von klinisch gesicherter Liquorrhoe. Mittelwert ± Standardabweichung in mg/l, Spannbreite in Klammern

Autor	Serum	Liquor	Nasen-/Ohrensekret	Liquorrhoe
Arrer 2002 [2a]	0,6 (0,12–1,44) n=116	19,6 (11,5–32,6) n=19	0,4 (0,22–1,69) n=160	–
Petereit 2001 [52a]	0,5 ± 0,2 n=34	11,1 ± 2,2 n=20	0,9 ± 1,1 n=107	16,9 ± 11,2 n=33
Reiber 2003 [61a]	0,6 (0,38–0,86) n=132	18,4 (9,4–29,2) n=132	0,016 (<0,003–0,12) n=29	2,4 (0,36–53,6) n=20

je nach untersuchtem Kollektiv erheblich variieren (s. oben) bzw. überlappen, empfiehlt sich ggf. die Definition eines eigenen Cut-off-Werts. Wenn, wie üblich, eine hohe Spezifität gefordert ist, kann der o. g. Wert von 1,31 mg/l als vorläufige Richtschnur dienen.

Neuronenspezifische Enolase (NSE) im Serum [65]

Indikation. Vor allem in Neuronen enthalten, daher unspezifischer Indikator neuronaler Schädigungen. Prognose der kortikalen Hirnschädigungen nach Hypoxien, Hirnblutungen, SHT oder Hirninfarkten, ggf. auch Status epilepticus und Creutzfeldt-Jakob-Erkrankung (s. vor allem Best. im Liquor), daneben tumorassoziiertes Antigen v. a. beim kleinzelligen Bronchialkarzinom.

Abnahmebedingungen/Präanalytik. Hämolysefreie Blutabnahme und umgehende, hochtourige Zentrifugation des Serums zur Eliminierung der Thrombozyten verhindert Kontaminationen mit den αγ-Enolase-Anteilen von Erythrozyten und Thrombozyten. Abnahme für die serielle Analyse: unmittelbar und alle 4–6 Stunden am 1. Tag, dann 1-mal täglich.

Methode. Enzymimmunoassay, spezifisch für Gamma-Enolase; jetzt auch verschiedene automatisierte, nichtradioaktive Liganden-Immunoassays verfügbar.

Referenzwertebereich. 3–12,5 ng/ml bei Probanden. Klinisch relevante Obergrenze unter Berücksichtigung aller präanalytischen Fehlermöglichkeiten ist 30 ng/ml.

Anmerkungen. Einzelwerte der NSE-Konzentration im Blut sind ohne Aussagekraft für die Prognose. Kurzfristige Erhöhungen bis 120 ng/ml werden selbst bei Elektrokrampftherapie beobachtet. Nur serielle Blutanalysen sind bewertbar; bei gleichzeitigem Bronchialkarzinom muss mit erhöhten Basalwerten gerechnet werden.

Beurteilung. Aus der seriellen Abnahme der Blutproben ergeben sich bei Hypoxien (z. B. nach Herzstillstand und Reanimation) innerhalb weniger Stunden bis Tage Zunahmen der neuronenspezifischen Enolase bis über 400 ng/ml. Bei über 24 Stunden anhaltenden NSE-Werten im Blut von >120 ng/ml wurden bislang keine Wiedergewinnung der verlorenen kortikalen Funktionen beobachtet. Bei Hirninfarkten ist vor allem mit dem sekundären Hirnödem ein sehr frühzeitiger NSE-Anstieg im Blut verbunden, der aber nicht in jedem Fall, je nach Ausmaß und Lage des Infarkts zu beobachten ist. Nach Schädelhirntrauma ohne Hypoxie oder nach Elektroschocktherapie gehen die erhöhten NSE-Werte innerhalb von wenigen Stunden wieder auf Normalwerte im Blut zurück.

Protein S-100 B im Serum

Indikation. Vor allem in Gliazellen enthaltenes Ca-bindendes Protein, daher unspezifischer Indikator von Gliaschädigungen und damit potentiell additive Information zur NSE als neuronalem Marker. Ergänzend zur NSE Prognosemarker des Hirnschadens nach generalisierter Hypoxie, SHT, Blutungen und ggf. Hirninfarkten; sensitivere Erkennung geringer Hirnschäden. Gegebenenfalls auch Status epilepticus und Creutzfeldt-Jakob-Erkrankung (s. v.a.: Bestimmung im Liquor). Daneben tumorassoziiertes Antigen beim malignen Melanom.

Abnahmebedingungen/Präanalytik. Serum, nicht Plasma: Ca-bindende Antikoagulanzien wie z. B. EDTA führen zur Konformationsänderung von S-100 und damit einer präanalytischen Störgröße. Im Gegensatz zur NSE jedoch nicht hämolyseempfindlich.

Methoden. RIA, mittlerweile auch automatisierte, nichtradioaktive Liganden- Immunoassays (z. B.LIA), erfassen die β-Untereinheit (ganz überwiegend S-100B als ββ-Form, z.T. auch S-100A als αβ-Form).

Referenzbereich. <0,1 ng/ml.

Anmerkungen. Wegen unterschiedlicher Verteilung in Gliazellen (s-100) sowie Neuronen (NSE), unterschiedlicher Reaktions- und Halbwertszeiten sowie auch präanalytischer Störgrößen kann im Einzelfall sowohl NSE als auch S100 der geeignetere Marker sein. Ähnlich wie bei der NSE sind v. a. bei schwereren Hirnschäden auch für S100 Verlaufsuntersuchungen sinnvoll; bei gleichzeitig vorliegendem malignem Melanom muss mit erhöhten Basalwerten gerechnet werden.

Beurteilung. Wegen kürzerer Reaktions- und Halbwertszeit (Maximum nach 1–2 Tagen) andere Kinetik als bei der NSE, dadurch ggf. frühere und sensitivere Erkennung kleinerer Hirnschäden (auch als mit CT), evtl. von forensischer Bedeutung. Prognostische Aussage bei schweren Hirnschäden ähnlich wie NSE, jedoch u. a. wegen schnellerer Kinetik noch schlechter dokumentiert, eine Persistenz von Werten >0,7 ng/ml >24 h soll mit schlechter Prognose assoziiert sein.

Hirneigene Proteine: NSE [28], Protein S-100 [51a], Tau-Protein [1a], beta-Amyloid 1–42 [24a, 51a] und Protein 14–3–3 [80] im Liquor

Indikation. Diagnostik primärer Demenzen vom Alzheimer-Typ sowie der Creutzfeldt-Jacob-Erkrankung. Die Analyse von Hirnproteinen ist differentialdiagnostisch nur vor dem Hintergrund eines Liquor-Grundprogramms und einer diagnostischen Fragestellung sinnvoll.

Serielle Bestimmungen von NSE und S-100 B im Serum zur Verlaufskontrolle und Prognose von generalisierten Hirnschäden u. a. in der Intensivmedizin und zu forensischen Zwecken: s. separate Kapitel.

Präanalytik, Methoden und Referenzbereiche
- *Allgemeine Präanalytik:* Alle Liquor- und Serumproben uneingefroren (bei längerem Transport ggf. doch einfrieren, cave jedoch: NSE) schnellstmöglich an das Labor versenden, vorzugsweise PP-Röhrchen, sonst möglicherweise Verluste von β-Amyloid und Tau; Blut- bzw. hämolysefrei (sonst NSE falsch-hoch).
- *Tau-Protein:* Tau-Protein im Liquor ist bis eine Woche stabil (4 °C) (Einfrieren schadet nicht). Tau-Protein darf nicht in Glasbehältern aufbewahrt werden, am besten in Polypropylen-Röhrchen. Zur DD CJD am besten zusammen mit Protein 14–3–3, für DD Alzheimer mit β-Amyloid 1–42 bestimmen.
  - Methode: ELISA.
  - Referenzbereich (altersabhängig): Mittelwert 200 pg/ml; <50 J.: <300, 51–70 J.: <450, >70 J.: <500 pg/ml.
  - Klinisch orientierte Cut-off-Werte: s. unter Beurteilung.
- *β-Amyloid 1–42:* Für β-Amyloid die Liquorproben uneingefroren in Polypropylen-Gefäßen verschicken; zur DD Alzheimer am besten zusammen mit Tau-Protein bestimmen.
  - Methode: ELISA.
  - Referenzbereich: >500 pg/ml.
  - klinisch orientierte Cut-off-Werte: s. Beurteilung.
- *S-100B:* S-100-Werte in Liquorproben sind bis zu einer Woche (4 °C) stabil (Einfrieren schadet nicht); zur DD CJD am besten zusammen mit NSE bestimmen; ggf. auch Tau- und 14-3-3-Protein.
  - Methoden: RIA, jetzt auch automatisierte nichtradioaktive Ligandenassays (z. B.LIA) erfassen die β-Unterheit, die ganz überwiegend als Homodimer ββ im Protein S-100B, zu <5% jedoch auch im Protein S-100A als Heterodimer αβ vorkommt.
  - Liquor-Referenzbereich: <5 ng/ml
- *NSE (neuronenspezifische Enolase, Gamma-Enolase):* Eingefrorene Liquorproben und Serumproben haben einen drastischen Verlust an NSE im immunchemischen Nachweis. Hämolyse und Thrombolyse im Serum ergeben erhöhte NSE-Werte,

NSE im Liquor zur DD CJD am besten zusammen mit S-100 bestimmen; ggf. auch Tau und 14-3-3.
  – Methoden: jetzt verschiedene automatisierte Liganden-Immunoassays.
  – Liquor-Referenzbereich: <25 ng/ml
- *14-3-3:* Das Protein ist im Liquor bis zu 1 Woche stabil (bei RT oder 4 °C). Die Probe kann normal ohne Einfrieren versandt werden (Einfrieren stört nicht). Analysen, soweit bekannt, gegenwärtig nur durch Prionenforschungsgruppe Göttingen auf der Basis einer gezielten Fragestellung [z. B. DD CJD versus andere Demenzen; telefonische Anmeldung, Tel: +49 (551) 398454].
  – Methode: qualitativer Immunoblot.
  – Referenzwert: nicht nachweisbar.

Beurteilung
- *14-3-3-Immunoblot:*
  Bei den 14-3-3-Proteinen handelt es sich um eine in Neuronen vorkommende Proteinfamilie mit einem Molekulargewicht von etwa 30 kDa. Es sind zumindest 7 Isoformen bekannt, die als Dimer vorliegend, hochkonserviert in fast allen Spezies zu finden sind. Die genaue Rolle der 14-3-3-Proteine bei der CJD ist unklar. Insbesondere stellt sich die Frage, ob spezifische Isoformen bei der CJD hochreguliert sind oder ob es sich hierbei „nur" um einen Destruktionsmarker handelt. In dem zurzeit verwendeten Immunoblotverfahren gegen alle Isoformen der 14-3-3-Proteine im Liquor ergab sich an 288 getesteten Patienten eine diagnostische Sensitivität von 94% und eine diagnostische Spezifität von 93%. Seit kurzem werden Patienten, die die Kriterien einer möglichen CJD erfüllen und einen positiven Liquorbefund besitzen, unabhängig von ihrem EEG-Befund als wahrscheinliche CJD-Patienten eingestuft. Bei der neuen Variante der CJD (vCJD) findet sich bei der geringen Anzahl der untersuchten Patienten nur zum Teil ein positiver 14-3-3-Nachweis. Es muss beachtet werden, dass sich die oben beschriebene hohe diagnostische Sicherheit nur in der differentialdiagnostischen Abklärung einer sporadischen CJD gegenüber anderen Demenzen findet. Familiäre Formen spongioformer Encephalopathien sind dagegen Protein 14-3-3- negativ. Positive Befunde können nämlich auch bei anderen akuten ZNS-Erkrankungen vorkommen (z. B. Enzephalitis, akute Ischämie, Blutungen, Krampfanfälle).
- *Tau-Protein/β-Amyloid:*
  Das Tau-Protein ist ein wesentlicher Bestandteil der bei der Alzheimer-Erkrankung vorkommenden intrazellulär gelegenen neurofibrillären Bündel. Mit dem zur Verfügung stehenden ELISA wird die Gesamtfraktion des Tau-Proteins im Liquor erfasst. Bei bisher allen untersuchten dementiellen Erkrankungen ist die Gesamt-Tau-Fraktion im Liquor erhöht. Der mittlere Normwert liegt in der Gesamtschau der Veröffentlichungen unter 200 pg/ml. Bei dementiellen Erkrankungen finden sich Werte überwiegend zwischen 200 pg/ml und 1100 pg/ml. Diese Werte finden sich sowohl bei einer Alzheimer-Erkrankung als auch bei einer Multiinfarktdemenz.
  Eine kombinierte Beurteilung von Tau-Protein mit β-Amyloid bei der DD Alzheimer-Erkrankung anhand klinisch definierter Cut-off-Werte ist notwendig, charakteristisch ist die gleichzeitige Verminderung von β-Amyloid [24a] (Tabelle 2).
  Wenn Tau-Protein >1400 pg/ml (Liquor) bei einer gleichzeitiger Erniedrigung von β-Amyloid 1–42 (<600 pg/ml)) beträgt, ist die zusätzliche Analyse von 14-3-3-Protein sinnvoll. (CJD: Creutzfeldt-Jakob-Erkrankung; bei CJD finden sich gelegentlich nur wenig erniedrigte β-Amyloid-Werte). In der differentialdiagnostischen Abklärung einer CJD ergab sich bei den bisher untersuchten Patienten bei einem Cut-off-Wert von 1400 pg/ml eine ähnlich hohe Sensitivität und Spezifität wie für das 14–3–3-Protein.

Tabelle 2. Klinische Cut-off-Werte für Demenzdiagnostik			
	Kontrollen vs. AD	Neuropsych. ZNS Erkrankung vs. AD	Non-AD-Demenz vs. AD
A-β 1–42	Cut-off = 643 pg/ml	Cut-off = 551 pg/ml	Cut-off = 556 pg/ml
Tau-Protein	Cut-off = 252 pg/ml	Cut-off = 293 pg/ml	Cut-off = 239 pg/ml

- *Neuronenspezifische Enolase (NSE):*
  Die neuronenspezifische Enolase (NSE) ist ein 78-kDa-Enzym der Glykolyse und in Neuronen oder neuroendokrinen Zellen lokalisiert. Im Liquor stammen 98% des Proteins aus dem ZNS. Pathologische Werte wurden in Serum und Liquor von Patienten mit Hirnischämien, Hirntumoren, Hirnblutungen und Hirntrauma gemessen. In der differentialdiagnostischen Abklärung einer CJD wurden bei einem Grenzwert von 35 ng/ml in 78% der Fälle erhöhte Werte gemessen, die Spezifität beträgt in dieser Gruppe 88%. Erhöhte Werte sind jedoch auch bei anderen ZNS-Erkrankungen mit Gewebedestruktion, abhängig von Lokalisation und Akuität, möglich.
- *S100-Protein:*
  S100 ist ein vornehmlich im Nervensystem von Vertebraten vorkommendes saures calciumbindendes Protein mit einem Molekulargewicht von 21 kDa. Natives S100-Protein wird als Homo- oder Heterodimer mit den zwei isomeren Untereinheiten alpha und beta gefunden. Die S100-beta-Proteinspiegel (ganz überwiegend S100B = ββ) im Liquor von 135 Patienten, die im Rahmen der nationalen CJD-Studie unter dem Verdacht auf eine CJD gesehen wurden, ergaben bei einem Grenzwert von 4,2 ng/ml eine diagnostische Sensitivität von 84% und eine Spezifität von 91%. Nach Kongressberichten fanden sich bei den wenigen untersuchten Patienten mit vCJD erhöhte Werte im Liquor. Erhöhte Werte sind ähnlich wie bei der NSE auch bei anderen ZNS-Erkrankungen mit Gewebedestruktion, abhängig von Lokalisation und Akuität, möglich

Ferritin (Liquor) [75]

Indikation. Ergänzende Methode zum Nachweis bzw. Ausschluss von ZNS-Blutungen, insbesondere bei älteren oder kleineren SAB; Prognose bei Herpes-simplex-Enzephalitis (hämorrhagisch-nekrotisierende Form).

Abnahmebedingungen/Präanalytik. 0,5 ml Liquor, bei 4 °C mindestens 1 Woche stabil, ungekühlter Postversand möglich.

Methode. ELISA oder Nephelometrie. Serummethoden sind nach Validierung grundsätzlich anwendbar.

Referenzbereich. <10 ng/ml.

Anmerkungen. Ferritin wird auch im Normalzustand im ZNS synthetisiert. Über 98% des CSF-Ferritins stammt aus dem ZNS. Es ist also nicht sinnvoll, L/S-Quotienten zu bewerten.

Beurteilung. Hohe Spezifität und Sensitivität (ca. 95%) für SAB bei einem Grenzwert von 15 ng/ml. Geringer Anstieg auch bei artifizieller Blutung und akuter Zelldestruktion (bis ca. 15 ng/ml). Höhere Werte auch bei Begleitblutungen bei HSV-Enzephalitis und Tumoren, ferner bei bakterieller Meningitis.

Carcinoembryonales Antigen (CEA) [27, 56]

Indikation. V.a. intrathekale Metastase eines CEA-synthetisierenden Karzinoms. Als Therapiekontrolle verwertbar, als Screening-Verfahren nicht geeignet.

Abnahmebedingungen/Präanalytik. Aufgrund der sehr niedrigen CEA-Konzentration im Liquor (1/1000 der Blutkonzentration) wird ein großes Liquorvolumen benötigt (2–3 ml).

Methode. Enzymimmunoassay mit antikörperbeschichteten Kugeln. Inkubation der Kugel in der rotierenden Liquorprobe (3 ml) [56].

Referenzwertebereich. Liquor-Serum-Quotienten von $Q_{CEA} > Q_{Alb}$ sind in jedem Fall als pathologisch zu bezeichnen. Für eine genauere Auswertung kann das IgA-Quotientendiagramm verwertet werden, da CEA einen dem IgA ähnlichen, mittleren Molekülradius hat. Danach sind Q_{CEA}-Werte oberhalb der Diskriminierungslinie als Hinweis für eine intrathekale CEA-Produktion zu bewerten.

Anmerkungen. CSF/Serum-Konzentrationsquotienten von CEA sind im normalen Liquor bei normalen Serumwerten oft nicht zu bestimmen trotz sensitivster Methoden.

Beurteilung. Im Fall von Tumormetastasen im ZNS mit CEA-Produktion hängt das Ausmaß der im Liquor nachweisbaren CEA-Konzentrationen sehr stark von der Lage der Metastase bezogen auf den Liquorraum ab. Die Tatsache eines normalen CSF-Serum-Quotienten für CEA kann nicht als Ausschluss für eine Tumormetastase im ZNS bewertet werden. Erhöhte Werte, z. B. $Q_{CEA} > Q_{Alb}$ sind jedoch ein eindeutiger Hinweis auf eine intrathekale Metastase. Primäre Hirntumoren produzieren kein CEA.

Autoantikörperdiagnostik

Paraneoplastische antineuronale Antikörper (Anti-Hu, -Ri, -Yo, -Tr, -Ma1/Ma2, -CV2 bzw. CRMP 5, -Amphiphysin, ANNA-3) [14, 38, 47, 48, 72a]

Siehe auch Ak bei myasthenen Syndromen und anti-GAD-Ak.

Indikation. Paraneoplastische Enzephalomyelitis, sensomotorische Neuropathie, Kleinhirndegeneration, Opsoklonus/Myoklonus, limbische Enzephalitis, Hirnstammenzephalitis; die Zuordnung zwischen Ak und klinischem Syndrom ist inzwischen sehr viel weniger eindeutig, bei den genannten können mit unterschiedlicher Häufigkeit mindestens 4 verschiedene Ak auftreten [72a].

Myasthene und Stiff-Person-(SPS-)Syndrome sind (mit Ausnahme des selteneren LEMS, Thymom-assoziierter MG und Amphiphysin-pos. SPS) überwiegend nicht paraneoplastisch (◘ Tabelle 3).

Abnahmebedingungen/Präanalytik. 1 ml Serum, bei ZNS-Symptomatik möglichst auch 3 ml Liquor. Normaler Postversand ohne Kühlung möglich.

Methoden
- *Immunhistochemie oder IFT:* Nachweis der Bindung von IgG-Autoantikörpern im Serum oder Liquor an Gefrierschnitten von Primaten- (evtl. auch Nager-)Kleinhirnen oder -Hirnstamm über FITC- oder Peroxidase-markiertes Anti-IgG. Cave: Überlagerung durch ANA oder andere auto-AK; Paralleluntersuchung von nichtneuronalem Kontrollgewebe wie z. B. Hep-2-Zelle, Leber, Darm etc. empfehlenswert; Anti-Hu/Ri: Anfärbung der Zellkerne mit Aussparung der Nukleoli, auch zytoplasmatische Fluoreszenz; Anti-Yo: granuläre Anfärbung des Zytoplasmas von Purkinje-Zellen. Anti-Ma2: punktierte nukleoläre Fluoreszenz z. B. im Hirnstamm, anti-CV-2: Fluoreszenz der Oligodendroglia.
- *Western-Blot:* Isolierung von Purkinje-Zellen aus menschlichem Kleinhirn über Dichtegradientenzentrifugation. Auftrennung der Purkinje-Zellproteine in der SDS-Elektrophorese und Transfer auf Nitrozellulosemembran; inzwischen häufiger auch rekombinante Antigene. Nachweis von IgG-Autoantikörpern im Serum oder Liquor über ihre Bindung an Antigene mit z. B. 35–40 kD (Anti-Hu), 34–38 kD und 62–64 kD (Anti-Yo) und 55 und 80 kD (Anti-Ri), 66 kD (antiCV-2). Inzwischen auch kommerzielle Immunoblots mit z. T. zusätzlichen Spezifitäten (anti- Amphiphysin, -Hu, -Ri, -Yo; z. T. -Ma2, -CV-2; z. T. noch unzureichend evaluiert: Spezifität?).

Tabelle 3

Syndrom	Antikörper gegen onko-neuronale Antigene
Lambert-Eaton-Syndrom	VGCC (spannungsabhängige Kalziumkanäle)
Subakute zerebelläre Degeneration	Yo (PCA-1), PCA-Tr, Ma-2, mGluR1a, Ri, CV2, Amphiphysin
Opsoklonus/Myoklonus	Ri (ANNA-2), Hu(ANNA-1), Yo, Ma2
Limbische Enzephalitis	Hu (ANNA-1), Ma2, CV2, Amphiphysin, Ri
Hirnstammenzephalitis	Hu (ANNA-1), Ma-2, Ri (ANNA-2)
Stiff-person-Syndrom	GAD, Amphiphysin, (Gephyrin)
PNP Ca-assoziierte Retinopathie	Hu (ANNA-1), Amphiphysin, CV2, Ma-2 Recoverin (CAR)

Referenzwertebereich
- Immunhistochemie und IFT: Keine Bindung an Zellkerne von Neuronen oder Zytoplasma von Purkinje-Zellen. Titer methodenabhängig (Serum Immunhistochemie: <1400, IFT<1:60; im Nativliquor: nicht nachweisbar).
- Keine Reaktion mit den oben genannten Proteinantigenen.

Anmerkungen. Cave: Überlagerung durch andere auto-Ak wie ANA, AMA etc. im IFT bzw. Immunhistochemie, auch in diesem Fall Immunoblot erforderlich. Paraneoplastische Antikörper stellen eine Kreuzreaktion der gegen den systemischen Tumor (Hu: meist kleinzelliges Bronchialkarzinom; Yo: überwiegend gynäkologische Tumoren; Ri: Mammakarzinom, kleinzelliges Bronchialkarzinom, Ma-2: meist Hodentumor) gerichteten Antikörper mit neuronalen Antigenen dar. Die Existenz eines Tumors wird in über der Hälfte der Fälle erst nach dem Auftreten der neurologischen Symptomatik festgestellt. Häufig liegt eine lymphozytäre Reaktion im Liquor und eine lokale IgG-Synthese mit Produktion der antineuronalen Antikörper vor.

Beurteilung. Zurzeit ist die Nomenklatur der antineuronalen Antikörper nicht einheitlich. Bei der histochemisch orientierten Klassifikation [38] werden die Bezeichnungen antineuronale nukleäre Antikörper (ANNA) Typ 1 für Anti-Hu und ANNA Typ 2 für Anti-Ri sowie Anti-Purkinje-Zell-Antikörper (APCA1) für Anti-Yo benutzt. Positive Befunde in der Immunhistochemie sollten grundsätzlich über den Western Blot abgesichert werden [14, 48], da die histologischen Reaktionsmuster nicht immer eindeutig sind und vor allem bei Kollagenosen mit ubiquitären Antikörpern Interpretationsprobleme auftreten können. Mit Immunoblot eindeutig bestätigte Subtypen weisen jedoch eine höchste diagnostische Spezifität für ein paraneoplastisches Syndrom auf (Übersicht: [72a]). Wenn Banden mit anderen Molekulargewichten angefärbt sind, können bei positiver Immunhistochemie bisher nicht näher klassifizierte Varianten vorliegen

Glutamatdecarboxylase-II-Antikörper (GAD-II-Ak) [9, 20, 44].

Indikation. Überwiegend nichtparaneoplastisches Stiff-Person-Syndrom, vor allem bei Typ-I-Diabetes. Jedoch momentan keine eindeutige Empfehlung bezüglich Methodik möglich (teilweise zu insensitiv; sensitive quantitative Methoden trennen im Serum nicht zwischen Diabetikern mit und ohne neurologische Symptomatik bzw. nicht zwischen Zielantigenen, s. unten).

Abnahmebedingungen/Präanalytik. Lumballiquor und Venenblut ohne Zusätze; Zentrifugation des Blutes innerhalb von 2 h. Liquor und Serum können 24 h bei 4–10 °C; unbegrenzt bei –20 °C aufbewahrt werden.

Methoden. *Qualitativ:* Immunfluoreszenz auf Kleinhirn (67kD?)- und Pankreas-Inselzell-(65kD-)Schnitten: bei niedrigen Titern und im Liquor zu insensitiv. Immunoblot trennt 65-kD- und 67-kD-Antigen: nicht evaluiert, gegenwärtig nicht zuverlässig kommerziell verfügbar.
Quantitativ: nichtkompetitiver RIA oder ggf. ELISA (RIA immer noch spezifischer; sensitive Erfassung von 65-kD-Ak, jedoch mit 67 kD kreuzreaktiv)

Referenzwertebereich. Serum: qualitativ nicht nachweisbar; quantitativ stark methodenabhängig; Liquor: Bewertung nach Antikörperindex [58]; keine lokale Synthese nachweisbar.

Anmerkungen. GAD-II-Antikörper gehören zur IgG-Klasse und werden auch zur Diagnostik des IDDM verwendet; Zielantigen beim Stiff-person-Syndrom ist die Glutamatdecarboxylase der Gamma-Aminobutyrat (GABA)-produzierenden Neuronen. Zwei Größenklassen sind bekannt: Diabetiker haben primär anti-65-kD-Ak; die neurologische Symptomatik soll vor allem mit anti-67-kD assoziiert sein.

Beurteilung. Bei Diabetes mellitus, Typ I, bzw. Verwandten davon, ggf. im Serum ebenfalls positiv, allerdings mit niedrigeren Titern (primär anti-65-kD), somit aus dem Serum gegenwärtig keine sichere Trennung zwischen Diabetes mit und ohne neurologische Symptomatik möglich.

Bei klinisch gesichertem Stiff-person-Syndrom spricht ein positiver Befund eher gegen eine paraneoplastische Genese. Eine lokale Synthese im Liquor sollte allerdings nur bei neurologischer Symptomatik vorkommen.

Antikörper bei myasthenen Syndromen [76a]

Acetylcholin-Rezeptor-Antikörper (AChR-Ak, Serum) [70]

Indikation. Diagnose und Verlaufsbeurteilung der Myasthenia gravis, Thymom.

Abnahmebedingungen/Präanalytik. 1 ml Serum; bei 4 °C mindestens 1 Woche stabil, ungekühlter Postversand möglich.

Methode. Radiorezeptor-Assay mit I-125-Bungarotoxin-markierten Acetylcholin-Rezeptor-Präparationen aus Humanmuskel oder Myosarkomzellen (in-house) nach Lindstroem, jetzt auch mindestens 2 kommerzielle Methoden mit gleichem Prinzip.

Referenzwertebereich. Methodenabhängig: <0,25 bis <0,4 nmol/l Bungarotoxinbindung.

Anmerkungen. Bei In-house-Methoden ist die Standardisierung zwischen unterschiedlichen Rezeptorpräparationen schwierig; für die Verlaufsbeurteilung ist ggf.

Reanalyse von Vorproben erforderlich, kommerzielle Methoden erweisen sich als chargenstabiler.

Beurteilung. Nahezu 100% Spezifität für Myasthenie; Sensitivität ca. 95% für generalisierte Myasthenia gravis; Sensitivität ca. 75% für okuläre Myasthenia gravis (Sensitivität ebenfalls methodenabhängig).

Titin-Antikörper (Serum)

Indikation. Paraneoplastische (Thymom-assoziierte) Myasthenie.

Abnahmebedingungen/Präanalytik. 0,5 ml Serum, bei 4 °C mindestens 1 Woche stabil, ungekühlter Postversand möglich

Methode. ELISA mit Einpunktkalibration; Werte werden als Ratio-OD-Probe/OD-Kalibrator angegeben.

Referenzbereich. <0,9, grenzwertig 0,9–1,8.

Beurteilung. Klinisch optimierte Cut-off-Werte müssen noch definiert werden, insbesondere bei Patienten <60 Jahren besteht eine gehäufte Assoziation mit Thymomen, dann gehäuft auch Myositis neben der Myasthenie vorhanden.

Antokörper gegen muskelspezifische Rezeptor-Tyrosinkinase (MuSK-Ak, Serum [23a])

Indikation. So genannte seronegative Myasthenia gravis (SNMG), Abklärung myasthener Syndrome insbesondere bei Fehlen von AChR- oder VGCC-Antikörpern.

Abnahmebedingungen/Präanalytik. 1 ml Serum, bei 4 °C mindestens 1 Woche stabil, ungekühlter Postversand möglich.

Methode. Radiorezeptor-Assay mit I-125-markiertem Rezeptor.

Referenzbereich. <0,05 nmol/l.

Beurteilung. Sehr hohe Spezifität für die bisher „seronegative" Myasthenia gravis, jedoch werden nur ca. 40–50% der SNMG-Fälle erfasst, gleichzeitiges Vorliegen von AChR-Ak oder eines Thymoms sehr unwahrscheinlich.

Kalziumkanalantikörper (VGCC, „voltage gated calcium channel antibodies" [38a])

Indikation. Lambert-Eaton-Syndrom (LEMS), kleinzelliges Bronchialkarzinom mit neuromuskulärer Symptomatik.

Abnahmebedingungen/Präanalytik. 1 ml Serum, bei 4 °C mindestens 1 Woche stabil, ungekühlter Postversand möglich.

Methode. Radiorezeptor-Assay mit I-125-Conotoxinmarkierten Kalziumkanalpräparationen.

Referenzbereich. <20 pmol/l Conotoxinbindung, 20–40 pmol/L grenzwertig.

Beurteilung. Spezifität nahezu 100%; Sensitivität >80%, grenzwertige Befunde u.a. bei anderen Autoimmun- oder paraneoplastischen Erkrankungen, kleinzelliges Bronchialkarzinom ohne neurologische Symtomatik oder bei ALS.

Kaliumkanalantikörper (VGKC, „voltage gated kalium channel antibodies")

Indikation. Erworbene Neuromyotonie, neuromuskuläre Übererregbarkeit, paraneoplastische Syndrome bei Thymom oder Bronchialkarzinom, dort Abgrenzung gegenüber myasthenen Sydromen (s. auch AChR- und Kalziumkanalantikörper).

Abnahmebedingungen/Präanalytik. 1 ml Serum, bei 4 °C mindestens 1 Woche stabil, ungekühlter Postversand möglich.

Methoden. Immunfluoreszenz auf Xenopus-Oozyten, Radiorezeptor- oder Radiopräzipitationsassays mit α-Untereinheiten von Kaliumkanälen aus humanem Frontalhirn oder auch rekombinant.

Referenzbereich. Nicht nachweisbar.

Anmerkungen. Die Sensitivität ist stark methodenabhängig.

Beurteilung. Sensitivität bei erworbener Neuromyotonie 65–100%; erhöhte Titer können methodenabhängig auch sporadisch bei anderen Erkrankungen vorkommen.

Anti-Gangliosid-Antikörper (v.a. anti-GM1/GM2 und anti-GQ1b, jeweils -IgG,-IgM) [52]).

Indikation. Periphere Neuropathien; hauptsächlich multifokale motorische Neuropathie und Miller-Fisher-Syndrom, Guillain-Barré-Syndrom (GBS), teilweise in Abgrenzung gegen Polyneuropathie und amyotrophe Lateralsklerose (ALS).

Abnahmebedingungen/Präanalytik. Material: 1 ml Serum, bei 4 °C mindestens 1 Woche stabil, ungekühlter Postversand möglich.

Methode. Bestimmung der Anti-Gangliosid-Antikörper im Serum mittels ELISA-Technik oder Immunoblot

Referenzwertebereich. ELISA: methodenabhängig; Immunoblot: nicht nachweisbar.

Anmerkungen. Ergebnisse und Sensitivität stark methodenabhängig, da gegenwärtig keine Standardisierung.

Beurteilung. Nach Literaturmitteilungen können deutlich erhöhte Anti-Gangliosid-Antikörper-Titer (vor allem GM1 vom IgM-Typ) insbesondere bei der multifokalen motorischen Neuropathie (50–90%) gefunden werden, wogegen beim GBS und Polyneuropathien hohe Titer seltener auftreten (5–30%, dort eher GM1 vom IgG-Typ). Die klassische ALS sollte Ak-negativ sein. Bei sensiblen Neuropathien hohe Titer in <5% auf, bei Normalpersonen in <1%. Die polyspezifische Immunreaktion bei GBS lässt eine vermehrte Anti-GM1-Synthese als diagnostisch unspezifische Netzwerkreaktion interpretieren. Für das Miller-Fisher-Sydrom sind dagegen GQ-1b-Antikörper mit hoher Sensitivität und Spezifität richtungsweisend.

Myelin-Antikörper (einschließlich MAG-Ak: Myelin-assoziierte Glykoprotein-Antikörper)

Indikation. Insbesondere demyelinisierende, jedoch ggf. auch unklare axonale PNP, v. a. bei bekannter monoklonaler Gammopathie (insbesondere vom IgM-Typ, sowohl MGUS als auch maligne).

Abnahmebedingungen/Präanalytik. 0,5 ml Serum, bei 4 °C mindestens 1 Woche stabil, ungekühlter Postversand möglich.

Methoden. Suchtest: indirekte Immunfluoreszenz auf Schnitten peripherer Nerven; Bestätigung für MAG-Ak: ELISA oder Immunoblot; ggf. Immunfixation zur Bestätitigung des Paraproteins.

Referenzwertebereich. Jeweils nicht nachweisbar.

Anmerkungen. Im Immunfluoreszenztest müssen Ak gegen Myelinscheiden und Axone unterschieden werden.

Beurteilung. Pathogenetisch relevant für demyelinisierende Polyneuropathien sind vor allem Myelin-Ak vom IgM-Typ, insbesondere wenn sie Anti-MAG- Eigenschaft besitzen oder im Rahmen einer monoklonalen IgM-Gammopathie auftreten. Andere im Suchest nachweisbare, auch axonale Ak vor allem der IgG- und IgA-Klasse haben nicht die gleiche Spezifität, können im Einzelfall jedoch diagnostisch relevant sein.

Phospholipid (Anti-Cardiolipin- und Beta-2-Glykoprotein-I-Antikörper [22])

Indikation. Unerklärte Thromboseneigung vor allem zerebraler Gefäße bei jüngeren Patienten oder SLE; Diagnose des „Phospholipid-AK-Syndroms".

Abnahmebedingungen/Präanalytik. 0,5 ml Serum, bei mindestens 4 °C 1 Woche stabil, ungekühlter Postversand möglich.

Methode. RIA oder ELISA.

Referenzwertebereiche (methodenabhängig). Cardiolipin-AK: IgG-AK <12 U/ml; IgM-AK <6 U/ml. Beta-2-Glykoprotein-I-AK (IgG und IgM): <5 U/ml, 5–8 U/ml grenzwertig.

Anmerkungen. Cardiolipin-AK sind Screeningmethode, Beta-2-GlykoproteinI-AK sind wesentliche Cofaktoren mit höherer Spezifität. Handelsübliche Cardiolipin-Assays basierten bisher auf der Standardisierung nach Harris, dennoch erhebliche Unterschiede zwischen verschiedenen Methoden. Teste erfassen nicht alle Phospholipid-AK (ggf. zusätzlich Lupus-Antikoagulanz bestimmen). Eine neue internationale Standardisierung („ Sapporo- oder Koike-Standards ") ist in Vorbereitung.

Beurteilung. Deutlich erhöhte Cardiolipin-IgG-Antikörper-Titer (>20 U/ml) gelten als Risikofaktor für arterielle und venöse Thrombosen. Vorkommen sowohl primär als auch Begleitphänomen bei SLE. Relevanz von erhöhten Cardiolipin-IgM-Antikörpern unsicher, diese kommen auch passager bei verschiedenen Infektionen vor. Höheres Risiko bei gleichzeitig nachweisbaren Beta-2-Glykoprotein-I-Ak. Bei nachgewiesenem- Phospholipid-Ak-Syndrom ist eine Kollagenosediagnostik empfehlenswert (DD primär-sekundär).Diagnostisch falsch-negative Befunde sind möglich, da nicht alle Phospholipid-Antikörper durch die Teste erfasst werden.

Stoffwechsel und Enzyme

Kupferstoffwechsel bei Morbus Wilson [4, 8, 40]

Indikation. Diagnose Morbus Wilson; auch V.a. akute oder chronische Intoxikation.

Abnahmebedingungen/Präanalytik. 1,5 ml Serum und 3 ml eines gut gemischten 24-h-Sammelurins, zusätzlich ggf. 5 ml EDTA-Blut für Molekulargenetik und 10 mg Leberbiopsat.

Methoden. Kupfer im Serum und 24 h-Urin, Coeruloplasmin im Serum: Die Kupferbestimmungen erfolgen mittels Atomabsorptionsspektrometrie (AAS), Coeruloplasmin wird nephelometrisch bestimmt.
Molekulargenetik: Nachweis der Hauptmutation His1069Gln (etwa 1/3 Homozygote) sowie Auffindung anderer Mutationen durch Gensequenzierung Radiokupfertest: Nach i.v.-Injektion von 1 MBq 64 Cu/kg Körpergewicht wird die Kinetik des Einbaus von Radio-Kupfer in Coeruloplasmin in Relation zur Gesamtserum- und Albuminaktivität über 26 h gemessen.
Auswärtige Patienten müssen einschließlich An- und Abreise für 3 Tage stationär aufgenommen werden.

Referenzwertebereich
– Cu im Serum: 11–22 µmol/L; Coeruloplasmin: 0,18–0,45 g/l.
  Beide Parameter können während der Schwangerschaft und bei hormoneller Kontrazeption physiologisch deutlich erhöht sein.
– Freies Cu: <10% (kann aus Cu und Coeruloplasmin abgeschätzt werden).
– Cu im Urin: <1,0 µmol/Tag.
– Cu im Leberbiopsat <100 µg/g TG, bei M.Wilson >250 µg/g TG.

Bei über 100 bekannten Mutationen ist die Molekularbiologie sehr aufwendig und weitgehend auf Hauptmutation (s. oben) bei Betroffenen und Familienangehörigen beschränkt Anhand der Aktivitätsverläufe im Radiokupfertest erfolgt die Zuordnung zu den Kategorien a) gesund, b) heterozygoter Merkmalsträger, c) Morbus Wilson.

Anmerkungen. Weitere Analytik zur Diagnosesicherung: *Radiokupfertest*! Der RCT ist spezifisch für M. Wilson und medikamentenunabhängig. Interferenzen messtechnischer Natur sind durch Applikation anderer Isotope möglich. Der RCT ist in einer Spezifität und Sensitivität der Leberkupferbestimmung mindestens ebenbürtig und deshalb vorzuziehen. Auf eine Testdurchführung vor dem 4. Lebensjahr sollte verzichtet werden. Bisher wurden weder falschpositive noch falsch-negative Zuordnungen bekannt. Selbst Acoeruloplasminämien ohne M. Wilson sind ebenso wie andere Kupferstoffwechselstörungen sicher abgrenzbar.

Beurteilung. Etwa 80–90% aller Patienten mit Morbus Wilson haben erniedrigte Cu- und Coeruloplasminwerte im Serum. Erniedrigungen auch beim Menkes-Syndrom (nur männliche Kinder) sowie bei schweren Nieren- und Lebererkrankungen möglich. Bei hämolytischen Krisen kann das Serum-Cu auch erhöht sein.
Unbehandelte Patienten mit manifestem Morbus Wilson haben erhöhte Urinkupferausscheidungen (bis 5 µmol/Tag). Kinder und Patienten im präklinischen Stadium haben häufig normale Urinausscheidungen. Erhöhte Leberkupferwerte finden sich auch bei Erkrankungen mit Gallenstau.

Langkettige Fettsäuren, VLCFA [25]

Indikation. Bei Verdacht auf Adrenoleukodystrophie und Adrenomyeloneuropathie.

Abnahmebedingungen/Präanalytik. 1,0 ml Serum, Standardabnahme. Postversand ist möglich. Methode: siehe [25].

Referenzwertebereich. C 22:0–34–96 µmol/L; C 24: 0–22–83 µmol/l; C 26:0–0,22–1,31 µmol/l; Ratio C-24/C-22–0,32–1,19; Ratio C-26/C-22 = 0,003–0,021.

Beurteilung. Für die Beurteilung wird gegenüber Einzelfettsäurebefunden günstiger das Verhältnis der Fettsäuren untereinander herangezogen (s. oben) Dieses ist dann i.a. sehr stark erhöht.

Phytansäure (Serum) [26]

Indikation. Nachweis, Verlaufskontrolle des M. Refsum (Phytansäure-Â-Hydroxylase fehlt).

Abnahmebedingungen/Präanalytik. Serum, nüchtern, hämolysefrei, ungekühlter Postversand.

Methode. Kapillargaschromatographie.

Referenzwertebereich. 1–5 µg/ml (0,4–0,6 µmol/l).

Anmerkungen. Bestimmung bei Erwachsenen nur nach Vorliegen einer Liquoreiweißerhöhung und entsprechender klinischer Symptomatik. Zur Charakterisierung atypischer und grenzwertiger Formen des Refsum-Syndroms empfiehlt sich die ergänzende Bestimmung von Pristansäure und Picolinsäure als Marker des peroxisomalen Stoffwechsels mittels GC/MS.

Beurteilung. Hohe Spezifität und Sensitivität, ausgenommen bei stark lipämischen Seren.

Arylsulfatase A [7, 55]

Indikation. Verdacht auf metachromatische Leukodystrophie. Differentialdiagnose von Sphingolipidosen.

Abnahmebedingungen/Präanalytik. Bestimmung vorzugsweise aus Leukozyten, hierfür 4 ml EDTA-Blut, alternativ auch 0,5 ml Serum oder Urin. Tiefgefrorenes Serum kann noch nach mehreren Wochen zur Bestimmung benutzt werden.

Methode. Enzymatische Spaltung von Nitrocatecholsulfat.

Referenzwertebereiche. Leukozyten: 30–158 nmol/h/mg Protein; Serum: 3,6–9,4 nmol/h/ml; Urin: 41–178 nmol/h/ml.

Anmerkungen. Lipämische Seren sind für die Messung ungeeignet; häufig falsch-hohe Werte.

Beurteilung. Erniedrigt oder fehlt bei metachromatischer Leukodystrophie. Erhöht häufig während der Schwangerschaft und Wundheilung, bei Entzündungen, Vergiftungen, Tumoren, Leukämie.

Hexosaminidase B [42, 55]

Indikation. Differentialdiagnose der Sphingolipidosen. Fehlt bei GM2-Gangliosidose.

Abnahmebedingungen/Präanalytik. 5 ml Spontanurin. Möglichst innerhalb von 2 Stunden zentrifugieren und bestimmen.

Methode. Enzymatische Spaltung von 4 Nitrophenyl-N-acetyl-β-D-glucosaminid. Referenzwertebereich: 1,5–29,8 U/l.

Vitamin-B12 im Serum [11, 24]

Indikation. Verdacht auf Vitamin-B12-Mangel bei: chronischen Magenerkrankungen mit Atrophie der Korpusschleimhaut, Instrinsic-Faktor-Mangel bei Sub-, An-Azidität, Zustand nach partieller/totaler Magenresektion, Erkrankungen des terminalen Ileus, funikuläre Spinalerkrankung, perniziöser Anämie, schweren chronischen Lebererkrankungen, schweren Nierenerkrankungen, Resorptionshemmung durch Colchicin (langfristig), nutritiver Mangel, Befall mit Fischbandwurm.

Abnahmebedingungen/Präanalytik. Serum innerhalb von 8 h abarbeiten, danach Aufbewahrung im Kühlschrank, über 24 h hinaus Lagerung bei −20 °C.

Methode. Kompetitiver Enzymimmunoassay nutzt paramagnetische Partikel als Festphase und einen innovativen Chemilumineszenznachweis zur quantitativen Bestimmung des Vitamin-B12-Spiegels im Serum.

Referenzwertebereich. Normalwert i.S. 185–940 pg/ml.

Anmerkungen. Der Vitamin-B12-Wert im Serum ist diagnostisch nur verwertbar, wenn längere Zeit vor der Blutentnahme keine parenterale Vitamin-B12-Zufuhr erfolgte.

Beurteilung. Unterschreiten des Referenzbereiches zeigt die Vitamin-B12-Hypovitaminose und deren quantitatives Ausmaß an, auch im unteren Referenzbereich ist ein sog. metabolischer oder latenter VitaminB12-Mangel möglich; ggf. Bestimmung der Methylmalonsäure im Urin empfehlenswert.

Folsäure im Serum [11, 24]

Indikation. Verdacht auf Folsäuremangel z. B. bei: Megaloblastärer Anämie, allgemeiner Unterernährung (Alkoholiker), Malabsorptionssyndrom, Jejunumresektion, Langzeitmedikation mit Phenytoin, Phenobarbital, Daraprim, langfristig oraler Antibiotikagabe, besonders Sulfonamide, Erkrankungen mit starker Zellproliferation, Hämoblastosen, gesteigerter Erythropoese bei chronisch hämolytischer Anämie, Psoriasis, exfoliativer Dermatitis, nachgewiesenem Vitamin-C-Mangel oder DD Vitamin-B12-Mangel.

Abnahmebedingungen/Präanalytik. Serum innerhalb von 8 h verarbeiten, lagern bei 2–8°C, sonst Lagerung bei –20 °C, hämolytische Seren dürfen nicht verwendet werden.

Methode. Kompetitiver Enzymimmunoassay nutzt paramagnetische Partikel als Festphase und einen innovativen Chemilumineszenznachweis zur quantitativen Bestimmung des Folsäurespiegels im Serum.

Referenzwertebereich. Nach neueren Erkenntnissen nach Homocysteinkonzentrationen optimiert und nach oben korrigiert: Normalwert: 4,4–16,9 ng/ml grenzwertig: 2,5–4,4 ng/ml vermindert: <2,5 ng/ml.

Anmerkungen. Um die Ätiologie einer megaloblastären Anämie abklären und richtig behandeln zu können, ist die gleichzeitige Bestimmung von Folsäure und Vitamin B12 sinnvoll.

Beurteilung. Unterschreiten des Referenzbereiches zeigt empfindlich einen latenten Mangelzustand an, obwohl die Größe des Folsäurespeichers durch den intraerythrozytären Folsäuregehalt widergespiegelt wird. Im unteren Referenz- oder Graubereich ist ggf. mit einem sog. metabolischen Foläuremangel zu rechnen, ggf. Bestimmung von Homocystein empfehlenswert.

Aminosäureprofil in Liquor und Plasma

Indikation. Angeborene Störungen des Aminosäurestoffwechsels bzw. Transporterstörungen (Schrankenfunktion), Diagnostik und Verlaufskontrolle.

Abnahmebedingungen/Präanalytik. Jeweils 0,5 ml Plasma und blutfreier Liquor, kein Serum, für Transport einfrieren.

Methoden. Isokratische HPLC nach Enteiweißung und Verdünnung; Detektion mittels Tandem-Massenspektrometrie

Referenzbereiche. Plasma (altersabhängig): je nach Aminosäure 0,1–12 mg/dl. Liquor: je nach Aminosäure 0,02–8 mg/dl.

Anmerkungen und Beurteilung. Beurteilung muss abhängig von Alter und Fragestellung erfolgen, bei Transporterdefekten bzw. ZNS-Beteiligung bevorzugt Liquor/Plasma-Konzentrationsverhältnisse relevant.

Methoden im Forschungs- und Erprobungsstadium, mit umstrittener Relevanz oder nichtstandardisierter Methodik

Antikörper-sezernierende Zellen (ASZ) und Zytokin-sezernierende Zellen (ZSZ) im Liquor [13, 39, 41, 51, 69]

Indikation. Diagnostik und Verlaufsbeurteilung neurotroper Infektions- und Autoimmunerkrankung (humoraler und zellulärer Immunstatus).

Abnahmebedingungen/Präanalytik. 15–20 ml frischer Liquor wird zentrifugiert (200 g, 10 min), das Sediment in Kulturmedium (mit 10% fetalem Kälberserum) aufgenommen und auf $4-6 \times 10^4$ mononukleäre Zellen (MNZ)/ml eingestellt.

Methode
- *ASZ:* Immunospotassay (ELISPOT) nach Czerkinsky et al. [13] in einer Modifikation unter Verwendung von Nitrozellulosemembranen [39].
- *ZSZ:* Immunospotassay in der Modifikation von Olsson et al. [51]. Spontane ZSZ und in-vitro-antigenstimulierte ZSZ können ermittelt werden. Es sind eine indirekte (Vorinkubation in Polystyrolplatten) und eine direkte Variante (Inkubation und Detektion in Nitrozelluloseplatten) möglich.

Referenzwertebereich
- *ASZ:* IgG-ASZ: $2-20/10^4$ MNZ; IgM-ASZ: $0-4/10^4$ MNZ; IgA-ASZ: $0-6/10^4$ MNZ.
- *ZSZ:* Interferon-Gamma (IFN)-sezernierende T-Zellen: spontan: $9-15/10^5$ MNZ; gegen MBP: $0-20/10^5$ MNZ; gegen PLP: $0/10^5$ MNZ.

Anmerkungen
- *ASZ:* Die Normwertebereiche wurden an organisch gesunden Probanden mit muskulärem Spannungskopfschmerz ermittelt. Spezifische IgG-ASZ, z. B. gegen Myelinkomponenten (MBP, MAG, PLP, MOG) und Borrelien, wurden bei diesen Probanden nicht gefunden. Die Methode sei sensitiver als Nachweismethoden für freie Antikörper (ELISA, RIA).
- *ZSZ:* Die spontane Zytokinsekretion ist Ausdruck zellulärer Aktivierung. Der Test kann prinzipiell für alle Zytokine angewendet werden. Antigenreaktive T-Zellen wurden bisher meist über IFN-Gamma-Sekretion ermittelt. Dabei stellt die Zahl spontaner ZSZ, deren Spezifität gegen dasselbe Antigen gerichtet ist, das zur In-vitro-Stimulation verwendet wurde, einen Unsicherheitsfaktor dar. Liquorwerte übersteigen Blutwerte häufig um das 50–100fache.

Beurteilung
- *ASZ:* Bei Autoimmunerkrankungen und Infektionskrankheiten des ZNS, wie MS, Neuroborreliose, tuberkulöse und Virusmeningitiden (Masern, HSV, HIV) und Toxoplasmose, steigt die Zahl der

totalen IgG- und IgM-ASZ über den Normbereich an und erreicht im Liquor 10–50fach höhere Werte als im Blut. Spezifische IgG-ASZ werden nachweisbar und persistieren bei chronischem Verlauf. Exakte Angaben zur Spezifität und Sensitivität können noch nicht gemacht werden. Beide liegen, z. B. bei tuberkulöser Meningitis, höher als für den ELISA [39].
- *ZSZ:* Es handelt sich um eine Methode zur Reaktivdiagnostik bei Autoimmunerkrankungen und Infektionskrankheiten des ZNS. Die Methode ist sensitiver als der Nachweis freier Zytokine im Liquor, da Letztere in vivo gebunden und/oder abgebaut werden können. Es gelang mit ihr erstmals Masern- und Mumps-reaktive T-Zellen im Liquor nachzuweisen. Zur Spezifität und Sensitivität können zurzeit noch keine exakten Angaben gemacht werden.

Freie und Immunglobulin (Ig) gebundene oligoklonale Leichtketten [1, 19, 21]

Indikation. Empfindlicher und spezifischer Nachweis oder Ausschluss einer Immunreaktion im ZNS.

Methode. Isoelektrische Fokussierung (IEF) von Liquor- und Serumproben, spezifische Immunfixation von freien und/oder gebundenen Lambda- und Kappa-Leichtketten, Silberfärbung, Serum- und Liquorproben werden auf gleichen Ig-Gehalt eingestellt und im gleichen Gel nebeneinander analysiert. Neuerdings ist auch eine quantitative nephelometrische Methode verfügbar.

Referenzwertebereich. Gleiches Bandenmuster in Serum und Liquor eines Probanden (ohne Auftreten identischer, stärker ausgeprägter Banden). Quantitative Methode ist nicht evaluiert.

Beurteilung. Die Beurteilung erfolgt durch Vergleich der Bandenmuster von Serum- und Liquorprobe eines Probanden sowie durch Vergleich der Bandenmuster aller Proben eines Gels. Bereits der Nachweis einer zusätzlichen spezifischen Lambda- oder Kappa-Bande im Liquor spricht für eine Ig-Synthese im ZNS. Die Detektion gebundener und/oder freier leichter Ketten erscheint empfindlicher als die alleinige Detektion der schweren Ketten. Der Nachweis freier leichter Ketten im Liquor wird bezüglich der differentialdiagnostischen Bedeutung bei chronischen Erkrankungen des ZNS diskutiert.

Zirkulierendes interzelluläres Adhäsionsmolekül-1 (cICAM-1) [23, 63, 71]

Indikation. Aktivitätsparameter bei MS.

Abnahmebedingungen. 1 ml Serum und 1 ml Liquor ausreichend; Kühlung innerhalb von 24 Stunden nach Abnahme nötig.

Methode. Kommerziell erhältliche Sandwich-ELISA mit vorbeschichteten Platten.

Referenzwertebereich. Serum: 150–400 ng/ml; Liquor: <0,3 ng/ml.

Beurteilung. Bisherige Untersuchungen an über 500 Patienten haben gezeigt, dass sich erhöhte Liquorspiegel von cICAM-1 nur bei Patienten mit entzündlichen Erkrankungen des Zentralnervensystems finden ließen. Darüber hinaus konnte gezeigt werden, dass bei schubförmig verlaufender MS cICAM-1 während des Schubes im Blut und Liquor ansteigt.

Phosphohexoseisomerase (PHI) [50, 79]

Indikation. Verdacht auf primäre oder sekundäre Hirntumoren.

Abnahmebedingungen/Präanalytik. 0,3 ml nicht hämolytisches Serum, 0,3 ml CSF (ohne lysierte Erythrozyten, da diese viel PGI enthalten).

Methode. Kinetische Messung der Enzymaktivität über NADPH Zunahme im optischen Test (H.U. Bergmeyer: Methoden der enzymtischen Analyse).

Referenzwertebereich. Bei 25 °C: Serum <109 U/l; CSF <9,3 U/l.

Anmerkungen. Einfacher, automatisierbarer Test. Korrekturrechnung erst bei ausgeprägten Schrankenstörungen und hohen Aktivitäten im Blut. Auch zur Unterscheidung von bakteriellen und viralen Meningitiden brauchbar. Synonyme: Phosphoglucoseisomerase (PGI) und Glucosephosphat-isomerase.

Beurteilung. Hohe Sensitivität für Hirnmetastasen bei Karzinomen (z. T. auch für zytologisch nicht fassbare), mittlere für lymphoproliferative Erkrankungen, mäßige für primäre Hirntumore. Gut geeignet zur Therapie/Verlaufskontrolle.

Methoden im Forschungs- und Erprobungsstadium

Beta-2-Mikroglobulin (Liquor) [43]

Indikation. ZNS-Befall bei Leukämie und Lymphomen, ZNS-Befall bei HIV-Infektion.

Abnahmebedingungen/Präanalytik. Bei 4 °C mindestens 1 Woche stabil, 0,5 ml Liquor, ungekühlter Postversand möglich.

Methode. Serummethoden auch für Liquor anwendbar. ELISA oder RIA; auch nephelometrische Methoden mit Latexverstärkung.

Referenzwertebereich. <1,8 mg/l.

Anmerkungen. Da bereits im Normalzustand im ZNS eine Beta-2-Mikroglobulinproduktion stattfindet, ist eine schrankenabhängige Auswertung der zu über 90% aus dem ZNS stammenden Liquorfraktion nicht sinnvoll.

Beurteilung. Keine Spezifität für maligne Prozesse. Eine sichere Unterscheidung entzündlicher und maligner Zellinfiltrate ist nicht möglich. Ein Normalbefund erhöht jedoch die Ausschlusswahrscheinlichkeit.

Beta-Trace-Protein (Prostaglandin-D-Synthase)

Siehe auch unter „Nachweis von Liquor in Sekreten".

Methode. Nephelometrie.

Weitere potentielle Anwendungsmöglichkeiten (experimentelles Stadium)

1. *Differenzierung zwischen purulenter und seröser Meningitis:*
   β-Trace-Protein zeigt im Gegensatz zu den anderen aus dem ZNS stammenden Proteinen (wie z. B. Tau, NSE oder S100) einen 11fachen Anstieg des ventrikulolumbalen Gradienten, was darauf hinweist, dass der größte lumbale Anteil des β-Trace-Protein nicht aus dem Plexus choroidius, sondern aus spinalen Leptomeningen stammen muss. Bei meningealen Erkrankungen, wie z. B. bakteriell-eitrigen und tuberkulösen Meningitiden, werden erniedrigte β-Trace Liquorwerte gefunden. Bei viralen oder nichteitrigen Meningitiden sind β-Trace Konzentrationen im Liquor dagegen unverändert.

2. *Indikator für Meningopathie?*
   Erniedrigte β-Trace-Protein Konzentrationen im Liquor bei Patienten mit idiopathischem NPH könnte auf das Vorliegen einer Meningopathie hindeuten. Diese Resultate sind aufgrund der noch zu geringen Fallzahlen als präliminär anzusehen.

3. *Einfluss auf Schlafrhythmus:*
   Im Tierexperiment ist mehrfach ein Zusammenhang zwischen β-Trace-Protein Konzentrationen und dem Schlafrhythmus nachgewiesen worden. Auch beim menschlichen Schlaf scheint β-Trace eine Rolle zu spielen: Im Serum von Normalprobanden zeigt β-Trace zirkadiane Änderungen, wobei es zu signifikanten nächtlichen Anstiegen kommt, die durch Schlafentzug unterdrückbar sind.

Angiotensin-Converting-Enzyme (ACE) im Liquor

Indikation. Nachweis von Neurosarkoidosen.

Abnahmebedingungen/Präanalytik. In der Regel muss Liquor 100fach konzentriert werden. Serum wird unverdünnt eingesetzt.

Methode. Verschiedene, nichtstandardisierte Aktivitätsbestimmungen von ACE im Liquor und Serum Mit entsprechend unterschiedlichen Refernzwerten. Einheiten in nmol/min/ml bzw. U/l.

Referenzwertebereich. ACE-Werte im Liquor sind grundsätzlich vom Albuminquotienten abhängig, da normal nur ca. 70% (Bereich 10–90%) des Liquor-ACEs aus dem ZNS stammen. Bei normalem Liquorfluss ($Q_{Alb} = 2 - 8 \times 10^3$) ist die ACE-Aktivität 0,24–1,8 nmol/min/ml im Liquor. Referenzwertebereich im Serum ist 62–167 nmol/min/ml.

Pathologische ACE-Werte im Liquor aufgrund vermehrter intrathekaler Freisetzung sind gegeben, wenn ACE $> 1,6 + 0,06 \times Q_{Alb}$ [nmol/min/ml].

Anmerkung. Es wird der Absolutwert von ACE im Liquor auf den Albuminquotienten bezogen, da mit reduziertem Liquorfluss die aus dem Blut stammende CSF-Fraktion ansteigt. Damit wird verhindert, dass ACE-Erhöhungen bei Blut-Liquor Schrankenfunktionsstörungen (z. B. Meningitis) falsch interpretiert werden. Die Darstellung der ACE-CSF/Serum-Quotienten als Funktion des Albuminquotienten wäre theoretisch richtiger, ist aber aufgrund behandlungsbedingter (Cortison) Schwankungen der Serumwerte in der Praxis nicht so gut geeignet. Es wurden Neurosarkoidosefälle als auch andere neurologische Erkrankungen beobachtet, die oberhalb des Referenzbereiches liegen. Der Parameter ist also für Neurosarkoidose unspezifisch.

Beurteilung. Für die Beurteilung einer systemischen Sarkoidose ist Folgendes zu berücksichtigen: Kinder haben bis zur Pubertät höhere Serumwerte als Erwachsene mittleren Alters, mit zunehmendem Alter fallen die ACE-Werte ab. Bewertung immer nur in Zusammenhang mit der klinischen Symptomatik, da auch bei anderen Erkrankungen erhöhte Serumwerte gefunden werden (z. B. M. Gaucher, Lepra, TBC, primär-biliäre Zirrhose, alkoholische Lebererkrankungen, Hyperthyreose, Diabetes mellitus). Aus der absoluten Höhe des Serumwertes können keine prognostischen Schlüsse gezogen werden, aber zur Therapiekontrolle im Verlauf hilfreich sein. Für den Nachweis einer Neurosarkoidose ist ACE im Liquor nur bei einer klaren differentialdiagnostischen Fragestellung hilfreich. Die Abwesenheit von erhöhten hirnabhängigen ACE-Fraktionen im Liquor schließt eine Neurosarkoidose nicht aus (geringe klinische Sensitivität neben Unspezifität).

Literaturverzeichnis

Übersichtsartikel, Bücher und Buchbeiträge

Klinische Relevanz der Liquordiagnostik

Felgenhauer K (1995) Nervensystem. In: Greiling H, Gressner AM (Hrsg) Lehrbuch der Klinischen Chemie und Pathobiochemie, 3. Aufl. Schattauer, Stuttgart

Felgenhauer K (1998) Labordiagnostik neurologischer Erkrankungen. In: Thomas L (Hrsg) Labor und Diagnose, 5. Aufl. TH-Books, Frankfurt/Main, S 1341–1359

Felgenhauer K, Beuche W (1999) Labordiagnostik neurologischer Erkrankungen. Thieme, Stuttgart

Kleine TO (1980) Neue Labormethoden für die Liquordiagnostik. Thieme, Stuttgart

Prange H, Bitsch A (Hrsg) (1998) Bakterielle ZNS-Erkrankungen bei systemischen Infektionen. Steinkopff, Darmstadt

Reiber H (1995) Die diagnostische Bedeutung neuroimmunologischer Reaktionsmuster im Liquor cerebrospinalis. J Lab Med 19: 444–462

Rösler N, Wichart I, Jellinger KA (2002) Aktuelle klinisch-neurochemische Diagnostik der Alzheimer-Krankheit. J Lab Med 26: 139–148

Schmidt RM (1987) Der Liquor cerebrospinalis. Untersuchungsmethoden und Diagnostik, 2. Aufl. G. Fischer, Stuttgart

Tumani H, Felgenhauer K (2003) Pathophysiologie und Pathobiochemie des Liquor cerebrospinalis. In: Renz H (Hrsg) Integrative Klinische Chemie und Laboratoriumsmedizin. de Gruyter, Berlin

Tumani H, Wick M (2005) ZNS und Nervensystem. In: Guder WG, Nolte J (Hrsg) Das Labor-Diagnose-Buch. Urban & Fischer, München

Wick M, Fateh-Mohadam A (1992) Liquordiagnostik. In: Pongratz D (Hrsg) Klinische Neurologie. Urban & Schwarzenberg, München, S 136–165

Wurster U (1988) Liquoranalytik. In: Schliak H, Hopf HC (Hrsg) Diagnostik in der Neurologie. Thieme, Stuttgart, S 212–236

Zettl UK, Lehmitz R, Mix E (Hrsg) (2003) Klinische Liquordiagnostik. de Gruyter, Berlin

Blut-Liquor-Schrankenfunktion

Brettschneider J, Claus A, Süßmuth S, Kassubek J, Tumani H (2005) Isolated blood-CSF-barrier dysfunction: prevalence and associated diseases. J Neurol 252: 1067–1073

Felgenhauer K, Holzgraefe M, Prange HW (eds) (1993) CNS barriers and modern CSF diagnostics. VCH Verlagsgesellschaft, Weinheim

Reiber H (1994) Flow rate of cerebrospinal fluid (CSF) – a concept common to normal blood-CSF barrier function and to dysfunction in neurological diseases. J Neurol Sci 122: 189–203

Reiber H (1994) The hyperbolic function: a mathematical solution of the protein flux/CSF flow model for blood-CSF barrier function. J Neurol Sci 126: 240–242

Reiber H (1996) Biophysics of protein diffusion from blood into CSF: The modulation by CSF flow rate. In: Greenwood J, Begley D, Segal M (eds) New concepts of a blood-brain barrier. Plenum Press, London, pp 219–227

Reiber H (1996) Evaluation of blood-CSF barrier function and quantification of the humoral immune response within the CNS. In: Livrea P (ed) CSF analysis in multiple sclerosis. Springer, Berlin Heidelberg New York

Zytologie

Kluge H, Wieczorek V, Linke E, Zimmermann K, Witte OW (2005) Atlas der praktischen Liquorzytologie. Thieme, Stuttgart

Kölmel HW (1978) Liquor-Zytologie. Springer, Berlin Heidelberg New York

Oehmichen M (1976) Cerebrospinal fluid cytology. An introduction and atlas. Thieme, Stuttgart

Schmidt RM (1978) Atlas der Liquorzytologie. Barth, Leipzig

Schmidt RM (1987) Der Liquor cerebrospinalis. Untersuchungsmethoden und Diagnostik, 2. Aufl., Bd 1/2. Fischer, Stuttgart

Neurologisch relevante Autoantikörper

Voltz R (2002) Paraneoplastic neurological syndromes: an update on diagnosis, pathogenesis and therapy. Lancet Neurol 1: 294–305

Wick M (2002) Autoantikörperdiagnostik bei myasthenen Syndromen – Methodik und klinische Bedeutung. J LabMed 26: 149–152

Qualitätskontrolle und Beurteilungskriterien

Andersson M et al. (1994) Cerebrospinal fluid in the diagnosis of multiple sclerosis: a consensus report. JNNP 57: 897–902

Kleine TO (2004) Qualitätskontrolle in der Liquordiagnostik: Anmerkungen zur Analyse von Proteinen und Interpretation von Liquor/Serum-Konzentrationsquotienten sowie zu Formeln bei der Diagnostik der Blut/Liquor-Schranken-Funktion und intrathekalen Immunglobulinproduktion. J Lab Med 28: 6–13

Reiber H (1995) External quality assessment in clinical neurochemistry: survey of analysis for cerebro-spinal fluid (CSF) proteins based on CSF/serum quotients. Clin Chem 41: 256–263

Reiber H et al. (2003) Quality assurance for cerebrospinal fluid protein analysis: international consensus by an internet-based group discussion. Clin Chem Lab Med 41: 331–337

Richtlinie der Bundesärztekammer zur Qualitätssicherung quantitativer laboratoriums-medizinischer Untersuchungen (2001) Dtsch Ärztebl 98: 2747–2759

Richtlinie der Bundesärztekammer zur Qualitätssicherung quantitativer laboratoriums-medizinischer Untersuchungen (2003) Dtsch Ärztebl 100: 2775–2778

Zitierte Literatur

Eine umfassende Wiedergabe der z. T. kontroversen Originalliteratur würde den Rahmen der vorliegenden Methodenübersicht sprengen. Literaturhinweise auf Anfrage beim Herausgeber.

Druck: Krips bv, Meppel
Verarbeitung: Stürtz, Würzburg

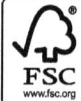

If you have any concerns about our products,
you can contact us on
ProductSafety@springernature.com

In case Publisher is established outside the EU,
the EU authorized representative is:
**Springer Nature Customer Service Center GmbH
Europaplatz 3, 69115 Heidelberg, Germany**

Printed by Libri Plureos GmbH
in Hamburg, Germany